DU

ROLE DE L'EAU

DANS

LA NUTRITION

PAR

Le Docteur E. CALLAMAND
De la Faculté de médecine de Paris.

PARIS

OCTAVE DOIN, ÉDITEUR

8, PLACE DE L'ODÉON, 8

1887

DU ROLE DE L'EAU

DANS LA NUTRITION

DU

ROLE DE L'EAU

DANS

LA NUTRITION

PAR

Le Docteur E. CALLAMAND
De la Faculté de médecine de Paris.

———————

PARIS
OCTAVE DOIN, ÉDITEUR
8, PLACE DE L'ODÉON, 8
—
1887

DU

ROLE DE L'EAU

DANS

LA NUTRITION

« La question de la nutrition des animaux reste encore ce qu'elle est depuis longtemps, l'un des points les plus obscurs de la science. »

(Magendie, *C. R. Ac. des Sc.*, 6 mars 1843, p. 557).

INTRODUCTION.

On a fait beaucoup d'expériences et plusieurs théories sur le rôle de l'eau dans la nutrition de l'homme et des animaux. Mais on n'a jamais publié d'étude d'ensemble sur ce point très controversé de la physiologie.

C'est ce travail, à la fois synthétique et critique, que nous présentons ici. L'idée nous en est venue à l'hôpital Andral, pendant que nous suivions les belles et patientes recherches de notre éminent maître, M. Debove,

assisté de notre ami, M. Auguste Flamant, sur la nutrition. Avant d'entreprendre leurs expériences, encore
inédites ou en cours d'exécution, sur la valeur nutritive
des substances alimentaires simples, de la graisse, du
sucre, de l'amidon et de la viande sous différents
états, etc., lorsqu'on les associe à une ration d'entretien
fixe, il était naturel que MM. Debove et Flamant vou-
lussent soumettre le nutriment simple par excellence,
l'eau elle-même, à cette méthode d'investigation.

Si l'expérience est souvent pénible, au dire du Père
de la médecine, elle n'est pas décevante et trompeuse
comme l'observation, car on peut toujours la reproduire
et la contrôler, pourvu que les conditions en soient
simples et rigoureusement déterminées. Les questions
de régime ne sauraient être éclairées par l'observation
pure, dont les éléments sont trop complexes et trop
variables pour ne pas défier toute interprétation sérieuse, encore moins par des vues de l'esprit ou de
vagues souvenirs cliniques ; elles ne peuvent être tran-
chées que par l'expérimentation et la balance.

C'est dire que nous n'avons demandé, pour cette
étude, aucun enseignement à l'observation traditionnelle et à la clinique ; nous espérons, au contraire,
dans le point très spécial qui nous occupe et qui divise
les cliniciens, leur apporter le secours précieux de
l'expérience. Toutes les questions, en effet, qui se rat-
tachent à l'alimentation, sont de la plus haute importance à élucider, non seulement à cause des consé-
quences physiologiques qu'on en peut déduire, mais
encore pour leur application toute particulière à la

clinique. « Tout bien analysé, dit Chossat, je ne crains point de dire que, dans une foule de cas, peut-être le tiers, peut-être le quart, peu importe ici la proportion exacte, la terminaison d'une maladie n'est autre chose que la solution d'un problème d'alimentation (1). »

(1) Recherches expérimentales sur l'inanition, in *Mémoires des Savants étrangers à l'Acad. des Sciences*, t. VIII, 1843, p. 485.

CHAPITRE I

L'EAU DANS L'ÉCONOMIE.

L'eau intervient d'une manière nécessaire dans une foule de phénomènes naturels et dans la plupart des actions chimiques : *corpora non agunt nisi soluta.* Toutes les réactions chimiques qui se passent au sein des êtres organisés s'accomplissent en présence de l'eau. C'est la sève qui charrie dans les plantes les éléments de leur nutrition. Les tissus de l'économie animale sont baignés par des humeurs. Aucun tissu animal, d'ailleurs, ne saurait jouir des propriétés physiques indispensables à la manifestation de ses fonctions physiologiques, s'il n'était imbibé d'une certaine quantité d'eau, toujours très élevée et fort peu variable (1). Le corps d'un homme adulte renferme environ les deux tiers de son poids d'eau (60 0/0 d'après E. Bischoff, 70 0/0 d'après certains auteurs). Aussi, la métaphore de Bordeu est-elle d'une pittoresque vérité : « Nous ne sommes qu'un amas d'eau, une espèce de brouillard épais renfermé dans quelques vessies. »

Non seulement l'eau sert à la nutrition en devenant

---

(1) En indiquant le chiffre de la quantité d'eau contenue dans chaque tissu ou humeur, dit Ch. Robin, « il faut savoir que ce chiffre n'a rien d'absolu, qu'il est susceptible de varier, mais dans des limites restreintes, quoique non définies. » *Traité de chimie anatomique*, t. II, p. 119.

partie intégrante et essentielle des tissus et des liquides animaux, mais elle est l'intermédiaire indispensable dans toutes les fonctions de la vie végétative. C'est le dissolvant de toutes les matières qui pénètrent dans l'économie, leur véhicule et leur distributeur, la condition inéluctable des échanges nutritifs et des sécrétions. Pendant la digestion, l'eau désagrège et délaye les principes nutritifs des aliments, elle facilite l'action des sucs digestifs et de leurs ferments; elle permet ainsi l'absorption et prépare l'assimilation. Pour que la digestion et l'absorption s'exécutent normalement, il faut que les aliments soient très étendus d'eau (1). Deux moyens concourent à ce but : le premier est l'ingestion d'eau ou de boissons aqueuses; le second, qui est encore sous la dépendance du premier, est la sécrétion abon_dante des liquides digestifs, qui contiennent dix millièmes à peine de matières fixes, et dont la densité se rapproche beaucoup plus de celle de l'eau pure que de celle du sang. Tels sont la salive, le suc gastrique, dont la sécrétion, chez certains animaux, est très considérable.

Le passage de l'eau, enfin, à travers l'économie est un des moyens par lesquels se règle la chaleur animale, puisque le calorique se perd ou s'accumule, selon l'intensité de l'évaporation.

Sous quel état l'eau entre-t-elle dans la constitution

(1) Dans ses expériences sur des pigeons mis au blé et à l'eau à discrétion, Chossat a calculé que « la moitié de l'eau que l'animal consomme est employée à gonfler le blé, à le liquéfier en quelque sorte, et à le rendre susceptible d'être digéré. » *Op. cit.*, p. 444.

des tissus animaux ? Ce serait une combinaison, suivant Ch. Robin, « car il ne s'agit pas là d'un simple fait physique, comme celui d'imbibition d'une étoffe par l'eau.... L'eau n'est interposée aux fibres et ne s'écoule que dans les cas morbides où il y a œdème (1).... »

La combinaison, dans tous les cas, est des plus instables. En effet, l'exhalation pulmonaire, la transpiration cutanée et la sécrétion urinaire enlèvent continuellement de l'eau à l'économie. On a évalué bien des fois la quantité d'eau évacuée par l'homme en vingt-quatre heures (2), mais on comprend sans peine que cette quantité varie suivant une foule de conditions : l'âge, le poids, la taille, l'exercice, la température, l'état hygrométrique de l'air, etc., influent sur les besoins. Un homme adulte, en conditions moyennes, perd journellement deux litres et demi à trois litres d'eau, moitié par les urines, moitié par les poumons et la peau.

Le chiffre exact de la perte quotidienne en eau est de 2.635 grammes, d'après Bidder et Schmidt; 2.800, d'après Moleschott; 2.818, d'après Vierordt; 2.946, d'après Forster; 2.253 au repos et 2.959 au travail, selon les observations de Voit et Pettenkofer.

L'excrétion de l'eau par les divers organes se répartit comme il suit : 54 0/0 dans les urines, 5 0/0 dans les fèces, 41 0/0 dans les produits de l'exhalation pulmonaire et cutanée (Pettenkofer et Voit.) Ces propor-

(1) *Chimie anatomique*, t. II, p. 122.
(2) Lavoisier et Séguin, Thénard, Dalton ont tenté les premiers de mesurer l'eau perdue par les poumons et la peau.]

tions ne changent pas d'une manière sensible pendant l'abstinence, mais, à la suite de grandes ingurgitations de liquides, les reins et la peau fonctionnent plus activement. La quantité d'eau expirée par les poumons est celle qui varie le moins : elle se maintient chez l'homme autour de 400 grammes par jour.

Citons quelques chiffres précis chez les animaux.

Les oiseaux, d'après les expériences de Chossat sur des tourterelles et des pigeons, exhalent, par la transpiration pulmonaire et cutanée, le tiers de leur eau de consommation. « L'eau des fèces est assez sensiblement égale aux 0,66 de celle prise par l'animal. Les 0,33 restant doivent passer par l'exhalation (1). »

Dans son cours de physiologie, M. Charles Richet citait récemment (2) l'expérience suivante : un lapin placé sur une balance, on constate que son poids diminue de 2 grammes par heure. On sait que, dans le même temps, il rejette 1 gramme d'acide carbonique, mais qu'il absorbe 0 gr. 80 d'oxygène. Le déficit éprouvé par le lapin, du seul fait de l'eau vaporisée, s'élève donc à 1 gr. 80 par heure, soit plus de 40 grammes par jour. Et cependant le lapin, comme le cochon d'Inde, la souris, d'autres rongeurs, ne boit jamais ou presque jamais, parce qu'il trouve dans ses aliments ordinaires la quantité d'eau dont il a besoin.

L'eau s'exhale donc sans cesse par l'air expiré et par la sueur ; elle s'échappe, à intervalles plus ou moins rapprochés, par les urines et les excréments. Pour répa-

(1) *Op. cit.*, p. 445.
(2) Leçon inédite du 1er décembre 1886.

rer ces pertes et maintenir l'organisme dans un état
d'humidité compatible avec le jeu normal des fonctions,
il faut que l'homme et les animaux renouvellent constamment leur provision d'eau. Si l'eau, incessamment
éliminée par les divers émonctoires, n'était bientôt rem-
placée par les boissons ou les aliments aqueux, la digestion serait suspendue, la sécrétion des liquides
digestifs tarie; à la nutrition compromise succéderait
un état d'inanition plus ou moins complet. Sanctorius
avait déjà constaté que, normalement, pour une partie
d'aliments solides, l'homme buvait plus de trois fois
leur poids d'eau.

Les aliments solides fournissent à eux seuls, par leur
eau de constitution même, la plus grande partie de
l'eau à restituer à l'économie. Le professeur Ch. Bouchard estime que « l'homme qui se nourrit normalement devra ajouter à ses aliments solides au moins
400 à 500 grammes de boissons (1). » C'est évidemment
un minimum excessif, et la moyenne de boisson d'un
adulte atteint sans doute un chiffre trois fois plus fort.

Bien qu'il existe une corrélation constante entre la
quantité d'eau qui pénètre dans le corps et celle qui en
sort, l'égalité n'est pas complète entre la recette aqueuse
et la dépense. Il se forme, en effet, dans l'organisme,
une certaine quantité d'eau, que Vierordt estime à bien
près de 300 grammes (2) par vingt-quatre heures.

Sans invoquer d'expériences directes pour établir le
fait, il suffit de faire remarquer que l'eau est, avec

(1) *Maladies par ralentissement de la nutrition*, p. 244.
(2) Exactement 296 gr., 3.

l'acide carbonique et l'urée, le dernier terme de la combustion des matières organisées dans l'économie. Nous rappellerons ensuite que la quantité d'acide carbonique éliminé dans l'expiration ne correspond point à la quantité d'oxygène introduit par l'inspiration : celle-ci est la plus forte. Tout porte à croire que cet excédent d'oxygène, non employé à la formation d'acide carbonique, sert à l'oxydation des graisses (1) et se combine à leur hydrogène pour former de l'eau. Outre cette production d'eau par oxydation, il est très probable qu'il s'en forme aussi par dédoublement : c'est ainsi, par exemple, que l'acide benzoïque s'unit au glycocolle pour former de l'acide hippurique et de l'eau.

Les entrées en eau dans l'économie sont donc inférieures aux sorties (Barral, Vierordt). Si c'était le contraire, « s'il en sortait moins qu'il n'en entre, on aurait à rechercher le lieu où l'eau des boissons se fixe, sous quelle forme, et avec quel autre principe elle se combine, ou bien elle se décompose ; puis, quelles sont les substances qui, en s'échappant, telles qu'épithéliums, poils, etc., enlèvent au poids du corps la valeur du poids de l'eau qui se fixe (2). » On voit, par ces quelques lignes, que Ch. Robin n'admettait pas un seul instant que l'eau des boissons pût s'emmagasiner dans l'organisme et, lui restant acquise, en augmenter la masse.

---

(1) Dans les féculents et les sucres, qui sont des *hydrates* de carbone, l'oxygène qu'ils contiennent suffit à transformer tout leur hydrogène en eau.

(2) Ch. Robin et Verdeil. *Chimie anatomique*, t. II, p. 141.

CHAPITRE II

La nutrition chez les animaux comprend à la fois des actes préparatoires (digestion, absorption, circulation) et des actes intimes qui se passent dans les tissus, au niveau des éléments anatomiques. C'est à ces derniers, c'est-à-dire aux échanges qui s'établissent plus ou moins directement entre le sang et les tissus que l'on réserve spécialement aujourd'hui le nom de nutrition (*Stoffwechsel* des Allemands).

Le professeur Ch. Bouchard définit ainsi la nutrition ou *mutation nutritive :* « un double mouvement moléculaire, continu, d'introduction et d'expulsion, en même temps qu'un double travail continu de transmutation chimique, l'un qui suit l'introduction, l'autre qui précède l'expulsion. D'un côté, translation, de l'autre, transmutation, double travail physique, en même temps que double travail chimique.

« La nutrition, c'est la vie. C'est la vie avec son double mouvement d'assimilation, de création et de destruction (1). »

Nous n'entendons traiter, dans ces pages, que de l'influence de l'eau sur ce *double mouvement*, et nous

____

(1) *Maladies par ralentissement de la nutrition.* 1882, p. 16,

nous garderons de tomber dans la singulière méprise de M. Dujardin-Beaumetz, opposant aux recherches de MM. Debove et Flamant des expériences de Schiff et de Vigier sur le pouvoir digestif de l'eau, qui n'avaient rien à voir en cette affaire (1).

Comme l'a dit Claude Bernard : « La fonction digestive est, en réalité, extérieure à l'organisme ; elle s'accomplit en dehors du milieu intérieur, du liquide nourricier circulatoire dans lequel vivent tous les éléments anatomiques. La fonction de la digestion n'est que préliminaire, accessoire, et la nutrition proprement dite, qui se passe dans le milieu interne, ne diffère pas philosophiquement chez l'homme, les animaux et les plantes (2). »

Les expériences destinées à établir le bilan de la nutrition des animaux, recettes et dépenses, sont assurément ce qu'il y a de plus incomplet, de plus négligé et de plus difficile en physiologie. Il suffit de parcourir les travaux de Bidder et Schmidt, de Voit et Pettenkofer, pour être obsédé par la lenteur et la multiplicité des opérations, la complication des appareils, les difficultés de toute sorte qui surgissent, les erreurs inévitables et les oublis possibles, enfin, les maigres résultats auxquels on est arrivé. Le meilleur moyen de ne pas perdre son temps est encore d'aborder le problème par ses différentes faces, de limiter soigneusement ses investigations à un objet simple et déterminé, et de lui appli-

(1) *Bull. de la Soc. des hôp.*, 1885, p. 398.
(2) Cours de physiologie générale, in *Revue Scientifique*, 11 oct. 1873, p. 343.

quer des procédés de mesure également simples et précis. C'est ce qu'ont fait, par exemple, avec le succès que l'on sait, V. Regnault et Reiset pour la respiration, M. Boussingault et ses élèves pour mettre en lumière les relations entre les phénomènes de la nutrition et l'emploi de certains aliments. Il y a là toute une mine féconde et peu explorée, ouverte à la patience des chercheurs.

Nous ne voudrions pas médire des physiologistes vivisecteurs, et notre respect pour le caractère, notre admiration pour l'œuvre de Cl. Bernard et de P. Bert nous interdiraient, à cet égard, la plus légère critique. Mais il est impossible de ne pas reconnaître un grand fonds de vérité dans ces réflexions, qui tournent vite à la satire, de M. Colin (d'Alfort) :

« Un grand travers de beaucoup d'expérimentateurs actuels, c'est de viser toujours au merveilleux, à ce qui attire l'attention, *pour négliger les sujets moins brillants dont l'étude exige des efforts pénibles et persévérants*. Il est plus commode, en effet, de fenêtrer le thorax en regard du cœur palpitant, de couper un sciatique de grenouille, d'exciser un ganglion que *d'entreprendre de longues études sur l'alimentation*, la chaleur animale, l'analyse d'une fonction obscure, d'un phénomène peu apparent. Les habiles le savent bien et n'hésitent pas à opter pour les rôles qui se résument en quelques coups de scalpel : ceux-là sont pour les sections de nerfs, pour les amputations de pattes de salamandres, les greffes animales ; aussi sur ces points les documents surabondent. *Sur les autres qui exigent de longues études, on manque du nécessaire (1).* »

Dans toute recherche physiologique sur la nutrition, les expériences doivent porter sur des animaux mis à la *ration d'entretien*, c'est-à-dire qu'elles consistent dans la comparaison des recettes et des dépenses chez des animaux adultes dont le poids reste stationnaire.

« Dans de semblables conditions, dit M. Boussingault (2), la matière élémentaire contenue dans les aliments consommés doit se retrouver en totalité dans les déjections, les sécrétions et les produits des organes respiratoires. Ainsi, dans cette conjoncture, aucun des éléments n'est assimilé, si l'on entend par assimilation l'addition des principes introduits par la nourriture aux principes déjà existants dans le système. Mais il y a évidemment assimilation, en ce sens que la matière élémentaire des aliments se fixe dans l'organisme, en s'y modifiant, pour remplacer, pour se substituer à celle que les forces vitales expulsent journellement. »

Le poids du corps est certainement, par ses variations, le phénomène le plus important que présente la nutrition, et en même temps le plus facile à étudier. « C'est en pesant un animal que l'on peut déterminer l'influence favorable ou désavantageuse du régime alimentaire auquel il est soumis.

« Lorsqu'on a déterminé la quantité de fourrage qu'un animal doit recevoir en vingt-quatre heures,

---

(1) *Traité de physiologie comparée*, t. I, p. 72.
(2) *Economie rurale*, 2ᵉ éd., 1851, t. II, p. 256.

Callamand.   2

dit encore M. Boussingault, pour être convenablement entretenu en force, ou pour permettre un rendement avantageux en lait ou un accroissement favorable en chair ou en graisse, on le pèse et on introduit dans la ration, en totalité ou en partie, la nourriture qu'il s'agit d'essayer. Au bout d'un certain temps, on pèse de nouveau; le poids fait connaître si la valeur nutritive du fourrage substitué est supérieure, égale ou inférieure à celle de l'aliment remplacé. Telle est la méthode généralement suivie (1)... »

Ainsi, rien qu'en tenant compte de la quantité des aliments consommés par un animal et du poids du corps, on peut évaluer avec une précision suffisante le degré de sa nutrition, sans avoir égard ni à l'oxygène qu'il respire, ni aux matières qu'il excrète par les divers émonctoires.

Rarement on a mesuré directement la quantité d'oxygène absorbée dans la respiration des animaux placés dans des conditions différentes. Une telle recherche nécessite des appareils compliqués et présente des difficultés considérables.

Un procédé plus commode et plus sûr pour mesurer la nutrition consiste à évaluer les diverses excrétions qui en sont les produits ultimes et continus, à savoir l'eau, l'acide carbonique et l'urée. « Il est aussi naturel, dit Cl. Bernard, de juger par la constitution de l'urine de la nature des phénomènes nutritifs, qu'il le serait de juger ce qui se passe dans un fourneau par la nature des produits que laisse échapper sa cheminée. »

(1) *Op. cit.*, t. II, p. 292.

De même qu'il existe une relation constante entre la quantité d'oxygène consommée par un animal et l'intensité des échanges, de même l'ensemble des produits de désassimilation azotée de l'organisme se retrouve presque tout entier dans les urines, sous forme d'urée. Celle-ci est l'excrément par excellence, la lessive de l'économie, disait Vauquelin. L'urine renferme bien d'autres corps azotés, acide urique, créatine, créatinine, xanthine, etc., à la dose moyenne de 2 grammes par jour chez l'homme. D'autre part, l'azote s'élimine aussi par les matières fécales, la sueur, par les poils, les ongles et les épidermes. Mais ce sont là des quantités négligeables (1), parce qu'elles sont à peu près constantes et peu influencées par les variations de régime.

La seule variable intéressante au point de vue de la nutrition générale, c'est l'urée. Voit prétend même qu'on peut calculer la quantité d'azote contenue dans un aliment donné, rien qu'en dosant, après la digestion, l'urée urinaire éliminée. Le dosage de l'urée dans l'urine des vingt-quatre heures permet donc d'évaluer d'une manière au moins fort approchée la quantité d'albuminoïdes consommée dans le même temps par l'organisme. Le Canu et Becquerel en France, Lehmann et Bischoff en Allemagne, furent des premiers à préconiser ce moyen d'investigation physiologique.

D'autres expérimentateurs, comme V. Regnault et Reiset, Pflüger, Vierordt, cherchèrent un critérium de

(1) Dans les expériences de Bidder et Schmidt sur le chat, sur 100 parties d'azote excrétées, 99,1 le sont par l'urine.

l'activité organique dans l'élimination de l'acide carbonique, car le dosage des gaz de la respiration peut seul traduire les pertes en éléments hydrocarbonés.

Bidder et Schmidt, Pettenkofer et Voit, ont montré que ces deux grands produits d'excrétion, urée et acide carbonique, doivent se contrôler l'un par l'autre pour établir la péréquation des dépenses et des recettes de la nutrition.

Rappelons enfin que M. Boussingault, dans ses recherches de statique chimique sur le cheval et la vache laitière, d'autres encore, comme M. Barral sur l'homme, se contentaient de peser et d'analyser élémentairement : d'une part, les ingesta; d'autre part, parmi les excreta, les urines et les fèces. Le déficit qui en résultait était attribué aux excreta gazeux, à l'acide carbonique et à la vapeur d'eau (1).

Pour terminer cette courte esquisse des méthodes de mesure de la nutrition, nous voulons signaler les relations quantitatives qu'on a cherché à établir entre l'urée et d'autres produits urinaires.

Chez l'homme, à l'état sain, l'excrétion de l'acide urique paraît être entièrement indépendante de celle de l'urée : il n'y a, entre les deux phénomènes, nul rapport direct ou inverse.

Il en serait tout autrement de l'acide phosphorique.

---

(1) Et même à l'azote libre, suivant Boussingault, Barral, Rigg, Lehmann. Bidder et Schmidt ont constaté directement un excès d'azote dans l'air expiré, mais en quantité insignifiante. C'est surtout dans la sueur et la desquamation épidermique qu'il faut chercher l'explication de l'excès des entrées en azote sur la sortie.

MM. Tanret et Boymond ont constaté que le rapport
entre le taux de l'acide phosphorique dans l'urine et
celui de l'urée est constant et égal à 1/10 à très peu
près, aussi bien dans les urines physiologiques que
dans les urines albumineuses ou sucrées. Ce rapport
constant se trouve commandé sans doute par la désassimilation des albuminoïdes renfermant de l'azote et
du phosphore dans des proportions déterminées (1).

(1) *Société de thérapeutique*, séance du 10 novembre 1886.

CHAPITRE III

L'EAU DANS L'INANITION.

Il continue à se faire, chez les sujets privés d'aliments, une véritable nutrition dont les matériaux sont fournis par l'organisme lui-même. Telle une machine qui ne recevrait plus de charbon et continuerait de fonctionner quand même en consumant ses œuvres vives. « L'édifice menacé de ruine, dit M. Colin, répare ses brèches avec ses matériaux mêmes (1). »

Les premiers jours de jeûne une fois passés, il existe toujours une période dans laquelle les pertes tendent à se régulariser. Le poids du corps décroît de la même quantité dans des temps égaux; les excrétions azotées, l'exhalation de l'acide carbonique, ne subissent pas de variations sensibles; de telle sorte que si l'on intervient alors expérimentalement, on doit rapporter les phénomènes nouveaux que l'on constate à la condition nouvelle qui est introduite par l'observateur.

La méthode de l'inanitiation a donc été souvent employée pour déterminer les conditions normales de la nutrition des animaux. Seule, elle ne suffirait certes pas à exprimer la valeur des échanges nutritifs normaux, à établir d'une manière inattaquable la statique chimique de l'organisme. Mais les résultats précis qu'elle permet d'obtenir par l'analyse des excrétions ou simplement par la balance, apportent

(1) *Physiologie comparée*, t. II, p. 594.

à la physiologie expérimentale un renfort de preuves, un contrôle des plus utiles.

Il y a quelque apparence de paradoxe à demander à des expériences d'inanitiation la clef des problèmes concernant la nutrition. Cependant, comme dit M. Lépine, « ceux que ne choquera pas ce paradoxe apparent ne pourront s'empêcher de trouver ingénieuse l'idée d'évaluer la quantité des matériaux strictement nécessaires à l'entretien des fonctions de la vie, en déterminant celle que l'organisme en état d'inanition emprunte aux éléments constitutifs du corps pendant une période donnée. J'avoue que si j'avais à aborder ce sujet, je ne laisserais pas de faire mes réserves sur la valeur de la méthode; je m'attacherais à montrer qu'il n'est pas légitime de conclure du cas de l'animal inanitié à celui de l'animal en pleine santé; qu'en état d'inanitiation, il réduit ses dépenses à un minimum qui n'est pas le taux normal, et qu'assurément le jeu régulier des fonctions exige une quantité d'aliments supérieure à celle qu'il tire de lui-même. C'est le cas de dire qu'un certain luxe est nécessaire (1)... »

Ces réserves faites, nous allons exposer ce que l'on sait du rôle de l'eau dans l'inanition.

On croit assez généralement que les animaux inanitiés sont tourmentés par la soif, qu'ils vivent plus longtemps s'ils ont de l'eau à discrétion que s'ils en sont privés, que leurs organes se dessèchent, que le sang se concentre et s'épaissit. Il y a dans ces propositions préconçues une part de vérité, mais elles

(1) Art. *Inanition* du Dictionnaire de Jaccoud, p. 475.

ne sont rien moins que démontrées dans leur ensemble.

Non seulement les animaux inanitiés n'ont pas soif, mais Chossat a observé « que les lapins et les cochons d'Inde, bien que privés de boisson, ou lorsqu'ils en avaient, n'en prenant presque pas, rendaient cependant, pendant la durée de l'inanitiation, des quantités quelquefois surprenantes d'urine (1) ». Le corps garde sa saturation aqueuse chez les animaux inanitiés avec privation d'eau; « et il y a tellement saturation dans ce cas-là, dit Chossat, que l'on rencontre très souvent, vers la fin de la vie, de l'œdème aux extrémités. »

M. Lépine écrit aussi que les chiens soumis à l'abstinence « lavent leur langue dans l'eau qu'on leur présente, mais ils refusent de l'avaler (2)... Le premier jour, l'animal, quoique privé de boisson, rend une quantité d'urine abondante. Cette quantité diminue les jours suivants, mais elle est toujours assez considérable (3).

« On conçoit la raison du peu de besoin d'eau qu'éprouve l'animal : la destruction des tissus rend disponible l'eau qui y était contenue. La substance musculaire renferme, pour une partie de substance sèche, 3,15 parties d'eau (4)... »

Un cheval, mis à l'inanition par M. Colin avec de l'eau à discrétion, n'en but, pendant un mois que dura

<hr>

(1) Recherches expérim. sur l'inanition, in *Mémoires des Savants étrangers à l'Ac. des Sc.*, t. VIII, 1843, p. 497.
(2) *Loc. cit.*, p. 476.
(3) *Loc. cit.*, p. 483.
(4) *Loc. cit.*, p. 488.

l'expérience, que 42 litres, soit 1 l., 4 par jour, c'est-à-dire quinze ou vingt fois moins qu'à l'état normal (1).

Dans l'observation des mineurs de la houillère du Bois-Monzil, dont Soviche nous a conservé l'histoire, huit individus restèrent enfermés pendant 136 heures sans nourriture. Or les angoisses de la soif furent totalement inconnues à ces huit mineurs. Ils avaient cependant à leur disposition une eau qui n'avait rien d'impur, et ne songèrent à aller boire que le quatrième jour de leur emprisonnement. L'un d'eux ne manifesta même aucun désir à cet égard.

Chez le chat de Bidder et Schmidt, quoique l'animal bût à discrétion, la proportion d'eau des organes était diminuée.

Elle était, au contraire, augmentée chez le chat de Voit : la substance musculaire renfermait 23 0/0 de substance sèche chez l'animal inanitié, contre 25 chez l'animal sain. Il en était de même pour le foie. Mais le sang était plus concentré : 22 de substance sèche chez l'animal inanitié contre 19,6 chez l'animal sain.

L'inanition rend le sang plus aqueux, si l'on s'en rapporte aux numérations de globules de M. Malassez sur un cochon d'Inde et un poulet, soumis pendant cinq jours à l'abstinence des solides et des boissons. Le nombre de globules contenus dans un millimètre cube de sang diminue beaucoup dans les derniers jours.

D'autres observateurs ont noté l'abaissement de la densité du sang, notamment Frerichs, et Mathieu et

(1) G. Colin. *Physiologie comparée*, t. II, p. 594.

Urbain. Selon ces derniers, le sang d'un chien, qui avait une densité de 1058 à l'état normal, n'avait plus que 1037 le douzième jour de la diète.

Par une singulière réaction contre le préjugé courant, Ranke va jusqu'à attribuer la mort dans l'inanition à l'abondance d'eau dans les organes.

Selon Heidenhain et Panum, dans l'inanitiation, le rapport de la masse du sang au poids du corps n'est pas très notablement modifié. Il y a seulement, d'après Panum, une légère diminution de quelques-uns des principes du sérum, et particulièrement de ses matières albuminoïdes; mais la proportion des globules n'est pas modifiée, alors même que l'animal (chien) boit de l'eau à discrétion (1).

Dans une expérience de Worm Müller (de Christiania) sur un chien (2), le chiffre des hématies, exprimé en centaines de mille, était de 59 le premier jour de l'inanition; il s'éleva peu à peu jusqu'à 79 le cinquième jour, mais il était redescendu à 60 le huitième jour, qui termina l'expérience. M. Malassez, dans les expériences que nous avons citées plus haut, avait déjà constaté de semblables oscillations dans le chiffre des hématies.

Cependant, M. Hayem, qui a expérimenté sur le chien et le cochon d'Inde, dit que « l'inanition produit une augmentation progressive dans le nombre des globules

____

(1) Lépine, *loc. cit.*, p. 494 et suiv.

(2) Cité par Hayem, in *Leçons sur les modifications du sang*, 1882, p. 375.

rouges jusqu'à la mort, probablement par épaississement du sang (1). »

Enfin, suivant M. Colin, d'Alfort, le sang n'est guère modifié dans sa composition par l'état d'inanition.

Dans une expérience sur un cheval qui avait de l'eau à discrétion, « le sang (analysé par Würtz) n'avait subi de réduction que dans le chiffre de ses globules ; ses matériaux plastiques étaient même en proportion supérieure à la moyenne de l'état normal. »

Chez un chat énorme et très gras, qui ne reçut ni aliment, ni eau pendant vingt-neuf jours, et qui avait perdu au bout de ce temps plus du tiers de son poids, « le sang conservait ses caractères normaux : il contenait 139 milligr. de sucre pour 100, ou sensiblement la proportion ordinaire (2). »

Il est difficile de se reconnaître au milieu de ces résultats tant soit peu contradictoires. Un grand fait paraît se dégager néanmoins, à savoir que, pour les animaux, sinon pour l'homme, l'inanition avec eau ne diffère pas beaucoup de l'inanition absolue.

D'un autre côté, les animaux privés d'eau ou d'aliments qui en contiennent une quantité suffisante ne tardent pas à laisser de côté les solides. En un mot, c'est l'inanitier par un procédé détourné que de priver d'eau un animal et de ne lui donner que des substances sèches. Les expériences de Schuchardt, de Falk et Scheffer, sur des pigeons mis au blé à discrétion et privés d'eau, ont montré en effet que ces volatiles

(1) *Op. cit.*; p. 380 et suiv.
(2) G. Colin. *Physiologie comparée*, t. II. p. 595.

n'avaient pas plus de jours à vivre et perdaient tout autant de poids que si l'inanition eût été complète.

Voyons maintenant si les expérimentateurs s'accordent davantage au sujet de l'influence de l'eau sur la durée de la vie des animaux inanitiés et leur perte de poids proportionnelle (1) .

« Pour le pigeon, dit Chossat (2), la durée de la vie a été sensiblement la même, qu'ils aient eu des boissons ou qu'ils en aient été privés.

« Pour les tourterelles, celles qui ont été privées d'eau ont vécu plus du double (12 jours et demi) de celles qui en ont eu à volonté. Mais cette différence paraît se rattacher essentiellement à l'influence du poids *initial*, qui, chez les tourterelles privées d'eau, s'est trouvé d'un quart plus grand que chez les autres.

« Chez les lapins, la durée moyenne de la vie s'est trouvée très sensiblement plus longue pour ceux qui

(1) On distingue, depuis Chossat, la perte de poids *diurne* et la perte *intégrale*. Celle-ci s'obtient en soustrayant le poids ultime du poids initial.

Comme les pertes diurnes successives ne sont pas égales entre elles, on obtient la *perte diurne moyenne* en divisant la perte intégrale par le nombre de jours qu'a duré la vie. Et si on a rapporté à 1.000 le poids initial, on a la perte diurne moyenne proportionnelle.

La perte diurne proportionnelle moyenne varie de 7 millièmes (cheval) à 100 millièmes (jeune tourterelle.)

D'après Chossat, la perte intégrale proportionnelle serait représentée, *chez tous les vertébrés*, par un nombre à peu près constant, 40 0/0, sauf un faible écart en plus ou en moins. Cependant un animal *gras* peut perdre, dans certaines circonstances, plus de 50 0/0 de son poids initial, tandis que la perte d'un animal *maigre* n'atteint jamais 35 0/0.

(2) *Op. cit.*, p. 498.

ont eu de l'eau (13 jours) que pour les autres (10 jours et demi). L'influence conservatrice des boissons chez ces animaux me paraît donc tout à fait évidente. »

Remarquons toutefois, à propos de ces derniers, que Chossat n'a mis en observation que cinq lapins : trois d'entre eux, privés d'eau, moururent au bout de 6, 11 1/2 et 13 3/4 jours; les deux autres, qui avaient de l'eau, vécurent 9 1/4 et 16 1/2 jours. Avec de tels écarts dans chaque série toute généralisation serait téméraire. Dans tous les cas, la perte diurne proportionnelle, qui mesure le taux de la dénutrition et des combustions organiques de chaque jour, a été moindre chez les deux lapins qui buvaient (32 millièmes), que chez les trois lapins privés d'eau (39 millièmes). D'autre part, la perte intégrale proportionnelle a été un peu plus forte chez les lapins qui buvaient de l'eau (1). On voit que ces deux conditions réunies, perte diurne plus forte et perte intégrale moindre, concourent à abréger la survie des lapins inanitiés et privés d'eau.

Chossat croyait que la perte de poids diurne reste la même, soit qu'on fasse boire les animaux ou qu'on leur injecte de l'eau, soit qu'on les en prive. « L'eau ingérée, dit-il, ressort bientôt du corps et ne contribue en rien à réparer celle que l'animal perd régulièrement. » A plus forte raison, ne supposait-il pas que l'eau pût accélérer l'inanitiation, c'est-à-dire activer les mutations nutritives qui persistent malgré l'abstinence.

Pour montrer combien peu l'ingestion d'eau modifie la diminution de poids du corps dans l'inanition,

(1) Voir le tableau 7 des *Recherches* de Chossat, p. 449.

Chossat a rapproché, jour par jour, deux expériences
exécutées parallèlement sur deux tourterelles, dont
l'une, A, pesant 190 grammes, était soumise à une abstinence totale, et l'autre, B, pesant 179 grammes et
privée de tous aliments, recevait une injection d'eau à
45° dans le jabot, égale en moyenne à 11 gr. 6 par jour.
Toutes deux périrent le douzième jour. Voici l'éta
comparé de leurs pertes progressives à la fin de chaque
jour (1) :

Jours	Tourterelle A		Tourterelle B	
1er	13 gr. 6		11 gr.	
2e	21	5	18	
3e	28	2	26	
4e	34	3	33	
5e	39	5	39	
6e	44	3	46	
7e	49	7	51	
8e	57	2	58	
9e	64	.	64	
10e	72		70	
11e	83		80	
12e	90	5	83	7

« On voit, ajoute Chossat, avec quelle uniformité les
pertes de poids de ces deux animaux se sont suivies.
L'expérience, commencée pour tous deux le même jour,
s'est terminée pour tous deux le même jour aussi. Il
n'y a guère eu de différence que dans les excrétions,
plus abondantes et plus liquides chez l'animal soumis
à l'ingestion d'eau que chez l'autre. »

(1) Chossat, *op. cit.* p. 503.

Dans ses observations sur la respiration d'une tourterelle mise à l'inanition (1), M. Boussingault confirme les résultats de Chossat. Soit dit en passant, « la tourterelle avait de l'eau distillée à discrétion, mais en sept jours elle n'en a bu qu'une quantité insignifiante. » Elle perdit en moyenne 7 gr., 7 par jour. Une autre tourterelle, de même poids, privée d'aliments et de boissons pendant 9 jours, perdit exactement 7 grammes par jour.

Dans le cours d'une expérience d'inanition, l'ingestion d'eau à certains jours (l'animal en étant habituellement privé) ne semble ni modifier la régularité des pertes diurnes, ni la quantité d'urine, d'urée et de carbone expirée. C'est ce que montre le tableau suivant dû à Bidder et Schmidt, et concernant un chat qui succomba au dix-huitième jour :

	Poids du corps	Eau bue	Quantité d'urine	Urée	Carbone expiré
Avant le jeûne	»	»	»	16.7	»
1	2464	»	93	7.9	13.9
2	2297	11.5	54	5.3	12.9
3	2210	»	45	4.2	13
4	2172	68.2	45	3.8	12.3
5	2129	»	55	4.7	11.9
6	2024	»	44	4.3	11.6
7	1946	»	40	3.8	11
8	1873	»	42	3.9	10.6
9	1782	15.2	42	4	10.6
10	1717	»	35	3.3	10.5
11	1695	4.0	32	2.9	10.2
12	1634	22.5	30	2.7	10.3
13	1570	7.1	40	3.4	10.1

(1) *Agronomie, Chimie et Physiologie*, t. V, p. 176.

14	1518	3.0	41	3.4	9.7
15	1434	»	41	2.9	9.4
16	1389	»	48	3	8.8
17	1335	»	28	1.6	7.8
18	1267	»	13	0.7	6.1

L'animal avait perdu, au moment de sa mort, 1197 gr., soit 39 p. 100. Dans cette perte, les albuminoïdes entraient pour 17, la graisse pour 11 et l'eau pour près de 72 p. 100.

Cependant, les expériences sur le chien, qui offre sans conteste avec l'homme plus de rapports que les animaux précédents, s'accordent à prouver que l'ingestion d'eau modère et ralentit la dénutrition *dans le jeûne*, abaisse le taux de l'urée, diminue la perte diurne et permet d'atteindre un plus haut chiffre de perte intégrale.

Un chien de Petenkofer et Voit, qui pesait 31 kilog. et dont la nourriture habituelle se composait de 1800 grammes de viande par jour, fut inanitié, à deux reprises différentes, pendant six jours :

Dans l'une de ces deux périodes, période A, il absorbe 63 grammes d'eau. Le poids du corps diminue de 2980 grammes.

Dans la période B, il absorbe 1478 gr. d'eau. Le poids du corps diminue seulement de 2575 grammes.

« On voit, dit M. Lépine (1), que l'effet de l'absorption d'une quantité d'eau relativement modérée a pour effet de diminuer la perte de poids ; toute l'eau ingérée, en effet, malgré l'accroissement de l'urine *et surtout de la*

(1) Article *Inanition*, p. 489.

perte pulmonaire, n'est pas rendue au dehors. De plus, et ce fait présente un haut intérêt, il y a eu moins d'urée dans la période B que dans la période A. Il convient de rapprocher ce résultat de la remarque faite par Chossat, que les mammifères succombent moins rapidement, s'ils ont de l'eau à discrétion, que s'ils en sont absolument privés. »

Une expérience encore inédite de M. Laborde et qu'il a bien voulu nous communiquer (1) met cette différence en pleine lumière. Il choisit deux chiens de même race et de même poids, arrivés de la fourrière le même jour, et les fait jeûner chacun dans une cage. Le premier est au jeûne absolu, le second a une provision d'eau que l'on renouvelle tous les deux jours, après avoir mesuré la prise. Or, le premier périt au *vingt-et-unième* jour. L'autre, qui buvait en moyenne un peu plus de 100 gr. d'eau par jour, était encore vivant le *trente-neuvième* jour (2), offrant bien quelques symptômes inquiétants, mais répondant aux appels et aux caresses, et le regard vif. Il avait perdu plus de 50 0/0 de son poids initial. On lui fit grâce : l'expérience fut arrêtée là.

Les deux chiens étaient pesés tous les deux jours, sauf pendant la première semaine. Malgré le peu de précision de ces pesées, il est intéressant de comparer les chiffres, tout approximatifs qu'ils paraissent.

(1) Nous sommes heureux de rendre ici un nouvel hommage à l'obligeance bien connue et à la parfaite courtoisie du savant physiologiste de la Faculté de médecine.

(2) M. Laborde estimant que les chiens qui arrivent de la fourrière dans les laboratoires n'ont rien mangé déjà depuis deux jours, la durée réelle de leur jeûne se trouverait augmentée d'autant.

Callamand.

Nous les avons réunis dans le tableau suivant dont la colonne A renferme les poids du chien qui jeûnait avec de l'eau à discrétion, et la colonne B, ceux du chien soumis au jeûne absolu :

	A	B
1er octobre	15k.500	15.500
4 —	13	12
8 —	12	11
11 —	11	10
13 —	10.5	9.5
15 —	10	
17 —	9.5	8
19 —	9.5	8
21 —	?	8 Mort.
23 —	9.2	
25 —	9	
27 —	8.8	
29 —	8.5	
31 —	8.2	
2 novembre	8	
4 —	8	
6 —	7.8	
8 —	7.6 Vivant.	

On voit que dans les quatre ou cinq derniers jours de sa vie, le chien B n'a plus diminué de poids. Il y a là quelque chose d'inexplicable, et même d'absolument contradictoire avec l'augmentation notable de la perte diurne vers la fin de la vie, signalée par Chossat et tous les observateurs.

L'inanition, chez l'homme, ne se présente guère dans des conditions qui permettent de juger de l'influence de l'eau. Cependant, dans les recherches expérimentales de M. Debove sur l'inanition dans l'hystérie (1),

(1) *Soc. méd. des hôp.*, séance du 14 août 1885.

nous voyons le sujet A privé d'aliments après suggestion préalable, mais qui pouvait boire à discrétion. Son poids initial, 67 k.,200, était descendu à 65 k. le sixième jour, ce qui fait 2700 grammes de perte.

Dans une autre expérience de jeûne sur le même sujet A, les boissons furent retranchées : M. Debove avait produit par suggestion le dégoût simultané des aliments solides et des liquides. Le poids initial, 68 k., 300, tombe à 63 k., 900 le sixième jour, ce qui fait 4400 grammes de perte. Ici encore, la privation d'eau semble précipiter la dénutrition.

La perte diurne, d'ailleurs, qui mesure la dénutrition, est très variable chez les divers sujets. Durant un jeûne de quinze jours, l'hystérique A de M. Debove perdit 3 k., 200; l'hystérique B, 5 k., 700. Un homme vigoureux, gros mangeur, que M. Debove faisait jeûner par comparaison, avait déjà perdu 7 k., 500 au bout de cinq jours seulement; il n'eût pas été prudent de continuer...

Quatre jours d'abstinence avaient suffi, au rapport de Savigny, médecin de la *Méduse*, à rendre méconnaissables les hommes les plus robustes de l'équipage. Nous n'étions plus, dit-il, que les ombres de nous-mêmes (1). Dès la première nuit qu'ils passèrent sur le radeau, et après 24 heures seulement de privation de toute nourriture, des hallucinations commencèrent à se montrer chez un certain nombre de naufragés. Ils croyaient voir la terre ferme ou des navires qui s'avançaient à à leur secours.

(1) Thèse de Paris, 1818, n° 84.

C'est que chez l'homme inanitié (et peut-être aussi chez le chien, ce frère inférieur, plus proche de l'homme par l'intelligence que les autres animaux), il faut faire la part des émotions morales de toute sorte qui viennent s'ajouter à la privation des aliments, et qu'il n'est pas possible d'isoler les effets propres de l'abstinence.

« Il est probable, a dit M. Debove, qu'il existe un système régulateur de la nutrition, plus facilement mis en jeu chez les hystériques que chez les autres sujets. Il entre en action sous l'influence d'excitations qui résultent de la dénutrition, et ceci nous explique comment les pertes sont plus grandes les premiers jours du jeûne que les suivants (1). »

Somme toute, les expériences touchant l'influence de l'eau dans l'inanition ne sont pas assez nombreuses. Il faudrait opérer sur une douzaine de chiens, puisque, on l'a vu plus haut, Chossat, qui avait expérimenté sur cinq lapins, n'a obtenu que des résultats peu concordants.

Quoi qu'il en soit, il est constant que chez les mammifères l'absorption d'eau permet de prolonger le jeûne. C'est donc une erreur de croire que l'eau accélère les mutations nutritives ; car, si elle aggravait la désassimilation, l'autophagie, l'animal mettrait évidemment plus de jours à mourir sans eau qu'avec de l'eau.

Mais s'ensuit-il pour autant que l'eau ingérée par les animaux inanitiés soit assimilée par eux, qu'elle se

(1) *Loc. cit.*, 14 août 1885.

fixe par une sorte d'hydratation compensatrice dans le sang et les tissus qui se consument graduellement ? Ce qui se passe dans la nutrition normale des animaux pourvus d'une ration alimentaire suffisante ne permet pas de le supposer un instant : on verra plus loin, en effet, que l'eau ne joue en aucune façon le rôle d'un aliment.

A notre sens, l'eau dans l'inanition a pour effet de modérer le système régulateur dónt parlait tout à l'heure M. Debove. Elle diminue la sensation de la faim en la trompant, elle lutte contre l'épuisement nerveux, plus meurtrier que l'abstinence même ; elle retarde les progrès de l'usure organique, et empêche l'animal de mourir de faim avant d'avoir subi tous les effets de l'inanition.

L'action prépondérante du système nerveux est bien visible dans les expériences de M. Colin (1) :

« Les chiens, les chats, les oiseaux qu'on prive d'aliments ou qui ne peuvent plus manger après certaines mutilations, maigrissent d'une manière infiniment plus rapide que ceux qui sont soumis à une simple abstinence. En huit jours, j'ai amené une oie qui avait subi une petite opération à un degré de marasme bien plus avancé que chez celle qui mourut après une diète de quarante-six jours. »

Dans un très suggestif article sur « le jeûne de Succi » le professeur Bernheim a soigneusement distingué la faim, sensation nerveuse, de l'inanition, phénomène

(1) *Physiologie comparée*, t. II, p. 598.

de la vie végétative (1). Pour lui, la faim tue rapidement, l'inanition tue lentement.

L'hystérique, l'illuminé, l'aliéné ou l'anorexique, ou encore l'individu avide de réclame, qui jeûnent ou refusent de manger, sont en état d'inanition simple ; mais ils n'ont pas faim, ils n'éprouvent point cette sorte de névrose famélique qui se surajoute d'ordinaire à la privation d'aliments. Ils se comportent comme les animaux inanitiés par Chossat, qui ne succombent qu'après avoir perdu 40 0/0 de leur poids. Et comme ce chiffre fatidique de 40 0/0 de perte a été constaté chez les animaux les plus divers, à sang chaud et à sang froid, il est absolument légitime, jusqu'à preuve du contraire, de l'appliquer à l'homme lui-même.

Le jeûneur Succi, par exemple, si l'on s'en tient aux récits des journaux, pesait 61 k., 300 au début de son expérience (?) de Milan ; il avait perdu 13 k., 500 à la fin de ses trente jours, soit seulement 22 0/0. Pour atteindre le chiffre fatal de 40 0/0, il aurait fallu qu'il perdît 24 k., 500. Envisagée à ce point de vue particulier de la physiologie comparée, l'expérience de Succi dépouille tout ce qu'elle semblait revêtir de merveilleux et de dangereux. L'eau qu'il buvait chaque jour, comme tous ses émules d'ailleurs, l'aidait sans doute à supporter la faim et à leurrer son système nerveux. Son nervosisme naturel et l'entraînement faisaient le reste.

(1) *Gaz. hebd. de méd.*, 15 octobre 1886. — M. de Parville a soutenu la même thèse, avec le talent qu'on lui connaît, dans le *Journal des Débats* du 4 novembre, et signalé quelques faits curieux à l'appui.

CHAPITRE IV

THÉORIES DU ROLE DE L'EAU DANS LA NUTRITION.

Les divers principes alimentaires qui concourent à la nutrition de l'homme et des animaux ont besoin, pour être assimilés, de subir un travail préalable, une transformation à la fois physique et chimique : liquéfaction d'abord par dissolution ou émulsion, puis métamorphose chimique complète. L'amidon et le sucre ne s'absorbent qu'à l'état de glycose, et les substances albuminoïdes à l'état de peptones. Les graisses, toutefois, paraissent n'éprouver que des modifications dans leur constitution moléculaire : l'état sous lequel elles s'incorporent à l'organisme ne se distingue pas, au point de vue de l'analyse chimique, de celui qu'elles présentaient avant la digestion. Seuls l'eau et les sels minéraux, la plupart du moins, traversent l'économie, fournissent à ses besoins dans toutes les phases de la nutrition, la maintiennent à un degré à peu près constant d'imprégnation et s'éliminent sans avoir subi de changements appréciables. « L'eau est, en effet, dit Ch. Robin (1), un des principes qui sortent de l'économie tels qu'ils y sont

(1) Ch. Robin et Verdeil. *Traité de chimie anatomique et physiologique*, 1853, t. II, p. 138.

entrés, et ne disparaissent pas dans le corps en se combinant à d'autres, ou s'y dédoublant. »

C'est que l'eau n'est pas un aliment au même titre que la viande des animaux ou que l'herbe des prairies dans lesquelles elle entre d'ailleurs pour un chiffre élevé et déterminé. Sans doute, l'eau, comme l'oxygène, cet autre *pabulum vitæ*, est un aliment si l'on donne ce nom à « toute substance qui, introduite dans l'organisme, sert à en réparer les pertes ou à entretenir le jeu normal des fonctions (A. Gautier) ».

Mais l'eau est beaucoup mieux qu'un aliment ; son rôle est autrement important. Comme l'air atmosphérique est le milieu ambiant dans lequel se développent tous les êtres vivants, de même l'eau nous apparaît comme le milieu des actes nutritifs, une sorte de milieu interne pour les tissus et les humeurs, qui préside au maintien, fort peu variable à l'état sain, de leur composition et de leurs échanges. Nous avons vu que le sang, par exemple, ne change pas de composition dans les expériences d'inanition avec privation d'eau. Et pareillement Leichtenstern, cité dans un rapport de J. Mayer (1), n'a trouvé aucune modification de quantité ou de qualité de l'hémoglobine chez un individu qui avait absorbé sept litres d'eau. La sécrétion urinaire maintient l'équilibre. Outre son rôle dépurateur, elle a précisément pour effet d'évacuer la plus grande partie de l'eau superflue provenant des aliments et surtout

(1) Cité aussi par Dujardin-Beaumetz, in l'*Hygiène alimentaire*, sixième conférence, 1887.

des boissons, comme elle élimine le chlorure de sodium, d'autres sels, et une foule de matières étrangères, toxiques ou médicamenteuses, que l'absorption a fait pénétrer dans l'organisme.

Cependant, la plupart des auteurs enseignent que la quantité d'eau ingérée modifie puissamment la nutrition et tirent de cette donnée des indications hygiéniques et thérapeutiques. Mais dans quel sens ?

Pour les uns, l'eau est un aliment, susceptible de s'unir d'une manière ou d'une autre aux véritables principes nutritifs : c'est un agent adipogène redoutable, ou tout au moins un antidéperditeur, un aliment d'épargne ; en d'autres termes, elle favorise l'assimilation, ralentit la nutrition, suivant l'expression de Beneke chère à M. Bouchard, *elle fait engraisser*.

Pour les autres, elle est tout le contraire d'un aliment, c'est presque un altérant : prise en quelque excès, elle active les combustions organiques et augmente l'excrétion de l'urée ; elle stimule la désassimilation, *elle fait maigrir*.

Telle est la complication du double mouvement de composition et de décomposition qui est l'essence de la vie, que l'on discute encore sur le rôle de l'eau dans la nutrition, le faisant tour à tour assimilateur et désassimilateur.

Dans l'exposé critique qui va suivre, nous espérons montrer que ces deux opinions sont également controuvées, et que l'eau, dotée par les deux camps, de propriétés si contraires, n'avait mérité

Ni cet excès d'honneur, ni cette indignité.

Les belles recherches de MM. Debove et Flamant, communiquées à la Société des hôpitaux en décembre 1885 et avril 1886, nous ont singulièrement facilité la tâche, car elles ont définitivement clos le débat dans le sens de la neutralité : *l'eau ne fait ni engraisser ni maigrir* (1).

En raison pourtant de la discussion et des contradictions qu'elles ont soulevées, et pour en mieux marquer la supériorité, il convient de comparer les trois théories et d'examiner avec impartialité les principaux faits et expériences dont elles se réclament. Aussi bien nous pensons avoir mis la main sur quelques documents oubliés et décisifs dans la question qui nous occupe, et nous prétendons rectifier dans certaines expériences toujours citées sans contrôle, parce qu'elles viennent de loin, l'interprétation admise et partout reproduite.

(1) L'influence du sel marin sur la nutrition est aussi controversée que celle de l'eau. Les éleveurs attribuent au sel une vertu particulière dans l'engraissement des animaux de ferme, et Demesmay a été jusqu'à dire sérieusement qu'une livre de sel faisait dix livres de graisse. D'autre part, il résulte des expériences de Bischoff, Barral, Rabuteau, que le sel augmente considérablement l'excrétion de l'urée, et par conséquent la désassimilation. Mais les expériences comparatives et à longue échéance de M. Boussingault et d'autres agronomes ont démontré que *le sel ne fait ni engraisser ni maigrir*.

La question de l'influence du sel, après avoir subi les mêmes fluctuations que celle de l'eau, a donc eu un sort pareil. Un tel rapprochement méritait d'être signalé.

CHAPITRE V

Cette doctrine que l'eau fait engraisser (1) n'a pour elle
aucune expérience sérieuse. Elle a pour elle la croyance
populaire, en dépit du dicton bien connu qu' « on
n'engraisse pas les cochons avec de l'eau claire » ;
elle a pour elle la pratique des éleveurs et des entraîneurs, comme aussi l'affirmation traditionnelle de la
plupart des pathologistes et des cliniciens qui ont
traité de l'obésité. Mais c'est une opinion soutenue
comme tant d'autres, sans être appuyées sur la moindre
expérience : « on ne trouve nulle part la preuve de ces
assertions, et j'entends par preuve un résultat précis
obtenu à l'aide de la balance (2). »

(1) « Dans toutes mes observations, dit Boussingault (*C. R. Ac.
des Sc.*, 16 juin 1845), j'ai constamment vu la formation de la chair
accompagner la production de la graisse. » Ce parallélisme, parfaitement établi par les expériences de Boussingault (Voir son *Économie rurale*, t. II) nous autorise à prendre le terme *engraissement*
non plus au sens étymologique strict, mais dans le sens plus large et
plus réel d'embonpoint, de polysarcie, d'accroissement de poids du
corps.

Dans des expériences sur l'engraissement des lapins après castra-
tion (in thèse de Worthington, p. 133), M. Poncet, de Lyon, a noté
également que la véritable cause de l'augmentation de poids siégeait
dans le tissu musculaire.

(2) Boussingault, *Économie rurale*, t. II, p. 488.

Nous verrons plus loin ce qu'il faut penser de l'opinion des éleveurs sur le régime aqueux en matière d'engraissement.

Pour ce qui est de l'entraînement, on sait que le rationnement plus ou moins sévère de l'eau et des boissons aqueuses, le régime sec, la xérophagie, faisait partie du système grâce auquel les anciens formaient les athlètes, les gladiateurs, et s'opposaient chez eux aux envahissements de l'embonpoint. Mais ils visaient surtout la tempérance à l'égard des boissons fermentées.

De nos jours, les entraîneurs anglais, qui forment les boxeurs, les jockeys, les canotiers, recommandent une grande sobriété en fait de liquides (1), tant pour l'eau que pour les autres boissons. Il n'est aucun point dans l'entraînement auquel on tienne aussi fermement qu'à celui-là (2). M. Worthington, à qui l'on doit une thèse riche de documents sur l'obésité, mais très mal compilée, voulant se rendre compte par lui-même du système des entraîneurs anglais, s'adressa à M. Symes (de Barnes) « fort connu de tous les canotiers de la Tamise, et qui jouit d'une réputation sans seconde pour son expérience, son habileté et son excellent jugement pour tout ce qui regarde l'entraînement ». L'expérience dura onze jours. M. Worthington gagna considérablement en force musculaire, résistance à la fatigue et bien-être général; mais il avoue, sans donner de chiffres, que « les résultats n'ont pas été bien remarquables comme diminution de poids. »

(1) Sinclair, *Principes d'hygiène*, traduits par Odier, Genève, 1810.
(2) Worthington, l'*Obésité*, p. 186 et suiv., 1878.

Les divers systèmes d'entraînement se composent d'ailleurs de conditions multiples entre lesquelles il est impossible de démêler celles qui sont vraiment importantes et procurent des succès indéniables. On peut en dire autant de la foule des régimes proposés pour la cure de l'obésité. Or, « étudier un ensemble de conditions composant un régime défini, et considérer comme utiles tous les éléments qui le constituent », ainsi que l'a fait M. C. Paul (1), c'est de l'empirisme pur, ce n'est pas de la science. Il faut, au contraire, avant de le considérer comme utile, nuisible ou indifférent, isoler chaque élément de traitement, suivant la méthode empruntée par M. Debove à M. Boussingault, et l'expérimenter indépendamment de tous les autres.

Une première erreur engendrée par le défaut de méthode a été d'attribuer à l'eau de constitution des boissons, fermentées ou autres, les propriétés adipogènes très réelles, les vertus engraissantes, qu'on nous passe le mot, dont elle n'est que la condition. On a confondu ensemble l'eau et les boissons en général (2), puis on a remarqué ou cru remarquer que les obèses étaient de grands buveurs, et, soit abus de langage, soit croyance véritable, on a conclu que les boissons, l'eau comprise,

(1) *Bull. de la Soc. des hôpitaux*, 1886, p. 246.

(2) C'est ainsi que le mémoire de M. Albert Robin, présenté à la Société des hôpitaux le 3 février dernier, et qui ne traite que du rôle de l'eau dans la nutrition, porte cependant pour titre : *De l'influence des boissons dans la nutrition*, etc.

Il y a une exception pour le cidre, qui ferait maigrir (Martin-Damourette, Vogel), parce qu'il est riche en malate de potasse...

faisaient engraisser. Autant vaudrait faire honneur des qualités nutritives du lait à l'eau qui y entre à la vérité pour près des neuf dixièmes.

« La bière engraisse, dit Carl Vogt (1), et cela à cause de ce qu'elle contient des matières extractives, du sucre, de la fécule et de la dextrine. » La bière renferme, en effet, 40 à 50 grammes d'alcool par litre, et près de 40 gr. d'extrait solide hydrocarboné, sans compter de l'acide carbonique qui active l'absorption.

L'eau grasse des porcheries, celle du moins qui a servi aux expériences de Boussingault (2), et qui entre pour dix litres par jour en moyenne dans la ration d'engraissement des porcs, lui a donné à l'analyse 47 grammes de résidu sec par litre, se répartissant ainsi : 9 de caséum, 4 de graisse, 28 de sucre de lait, 6 de sels.

Mais revenons à l'homme, dont les boissons, accusées de favoriser l'engraissement et de pousser à l'obésité, renferment surtout de l'alcool. Or, on sait que l'alcool modère la nutrition ; tous les chimistes ont signalé ces deux grands faits consécutifs à l'ingestion d'une certaine quantité d'alcool, à savoir la diminution simultanée de l'acide carbonique dans l'air expiré et de l'urée excrétée dans les urines. L'urée diminue aussi par l'ingestion du thé, du café, et même de la bière et du vin (3). Il n'est donc pas besoin, à priori, d'incriminer l'eau pour expliquer l'embonpoint provoqué par l'abus des boissons alcooliques.

(1) C. Vogt, *Lettres physiologiques*, p. 110.
(2) Boussingault, *Economie rurale*, t. II, p. 585.
(3) Gorup-Besanez, *Chimie physiologique*, t. II, p. 49.

Faut-il croire, tout d'abord, à cette soif inextinguible dont on a gratifié les obèses? « Les obèses, dit Dancel (1), sont en général de grands mangeurs, mais tous sans exception sont de grands buveurs. » On a répété de tous côtés cette affirmation (Wadd, Chambers, etc.), sans la préciser, sans l'étayer de chiffres, c'est-à-dire de preuves. Il se trouve pourtant que le professeur Ch. Bouchard (2) a noté, à titre de renseignement étiologique, le régime habituel de 103 obèses observés par lui. Dans près de la moitié des cas, il a constaté des excès de table qu'il mentionne sous la rubrique : abus de pain, de farineux, gros mangeur, appétit vorace, etc.; *deux fois* seulement il a noté l'abus des boissons.

M. Bouchard dosait l'urée excrétée par tous ses obèses. Dans quelques cas seulement, dans neuf cas dont on trouve le détail dans la thèse de Worthington (3), il a mesuré la quantité d'urine émise en vingt-quatre heures. Nous avons là un moyen indirect de juger de la quantité des boissons. Voici les chiffres des 9 observations de M. Bouchard :

Poids du sujet	Urines des 24 h.	Urée des 24 h.
107 k.	1400 c. c.	21.7
117	725	24
91.5	1200	23.7
100	750	18
?	910	21.5
90.5	1000	12.7
133	680	21.5
84.7	1160	28.5
115.5	1730	22.5

(1) Dancel, *Traité théorique et pratique de l'obésité*, 1863, p. 23.
(2) Ch. Bouchard, *Maladies par ralentissement de la nutrition*, 1882.
(3) *Op. cit.*, p. 50 et suiv.

On voit sans peine que ces chiffres sont au-dessous de la normale, et que les sujets étaient de tristes buveurs.

De ce que les obèses boivent peu et puisent leur embonpoint ailleurs que dans les boissons, on pourrait déjà présumer que l'eau ne fait point engraisser; mais ce serait prendre le contre-pied du raisonnement de Dancel et des proscripteurs de l'eau. Des expériences directes peuvent seules trancher la question.

De tout temps cependant, les médecins ont conseillé la diète sèche aux corpulents qui voulaient maigrir, et la modération dans les boissons, ou plutôt la tempérance, à ceux qui redoutaient l'embonpoint, car les médecins anciens, comme la plupart des modernes, ne distinguaient pas l'eau des autres boissons.

Hippocrate et Galien ne sont pas très explicites sur les boissons dans le régime anti-obésique et donnent beaucoup plus d'attention au jeûne et aux exercices de tout genre.

Pline le Jeune (1) peut être considéré comme le précurseur de Schweninger, car voici ses préceptes : « Corpus augere volentibus aut mollire alvum conducit inter cibos bibere, contrà minuentibus alvumque cohibentibus sitire in edendo, posteà parùm bibere. »

Dans un chapitre des plus complets et des plus judicieux sur la cure hygiénique de la polysarcie, Cælius Aurelianus (2) recommande la réduction des boissons,

____

(1) *Histoire naturelle*, livre XXIII, 23.

(2) *De morbis acutis et chronicis*, Amsterdam, 1709, dernier chapitre, p. 598. — Cælius-Aur., qui vivait probablement au VIe siècle et dont

surtout pendant les repas : « Erit præterea potus sem-
per antè cibum prohibendus, vel in toto parvus dandus,
et magis cum cibi sumuntur. » Mais voici l'excellente
raison physiologique qu'il invoque aussitôt pour ne pas
donner des flots de liquide : « Etenim immisso liquore
plurimo fluidantur accepta, atque caro mollitur, et di-
gestione facile solidiora propriantur. » Pour Cælius, on
le voit, si l'eau doit être interdite aux obèses, ce n'est
pas qu'elle s'assimile et fasse engraisser, c'est simplement qu'elle facilite la digestion, et par cela même l'assimilation des viandes et des solides. On mange beaucoup moins, lorsqu'on ne peut boire aux repas.

On ne saurait mieux dire encore aujourd'hui, et Jür-
gensen (1), qui a étudié avec grand soin l'action du régime sec (cure de Schroth des Allemands) sur la nutrition, est arrivé à ce résultat qu'un tel régime équivaut
à une cure par soustraction, à une abstinence relative,
qui entraîne la déchéance des tissus : souvent alors, dit-
il, la température monte à 40°, l'urée augmente dans
les urines, le scorbut apparaît, et la mort peut survenir.

Il faut arriver jusqu'à Dancel pour trouver une théorie nettement formulée de l'action prépondérante de
l'eau dans l'engraissement, mais on ne pouvait la dési-
rer moins équivoque : « L'eau potable, telle qu'on la
boit habituellement, étant prise sans aucun mélange,
favorise la formation de la graisse plus que la bière, le
vin, l'eau-de-vie, les autres boissons et que celle qui se

on ne sait rien de plus, n'est que le traducteur latin du célèbre Sora-
nus d'Ephèse, contemporain de Galien.

(1) *Deutsches Archiv f. klin Medizin*, 1866, p. 196.

trouve dans les aliments. J'avance ces faits parce que les grosses personnes, c'est-à-dire les plus grasses, les plus obèses que j'aie soignées, avaient l'habitude de boire beaucoup d'eau pure (1)... » Ainsi l'eau bue en excès est, avec les aliments gras ou hydrocarbonés, la cause majeure de l'obésité, « laquelle eau, dit Dancel, sous l'influence de la puissance de l'organisation, a été décomposée pour que son hydrogène entre dans la formation de la graisse. » Et ailleurs : « Les plantes ont la vertu, dans certaines conditions, de décomposer l'eau pour s'en nourrir. Pourquoi ne la décomposerions-nous pas (2) ? »

Voilà de la singulière chimie animale? Et que devient l'oxygène de cette eau décomposée par « la puissance de l'organisation? » Est-il besoin de rappeler qu'il sort, au contraire, de l'économie, plus d'eau qu'il n'y en pénètre, qu'il y a formation d'une certaine quantité d'eau chez l'animal, et non point réduction?

On a le droit de s'étonner, après cela, que Dancel soit devenu une autorité, que des médecins éminents, d'une science reconnue, comme J. Vogel, Ebstein (3), et tout récemment MM. C. Paul et Dujardin-Beaumetz, se plaisent à la citer et à lui demander des enseignements (4).

(1) Dancel. *Op. cit.*, p. 74.
(2) Dancel. *Op. cit.*, p. 82.
(3) Ebstein, *Ueber Wasserentziehung bei Fettsucht*, etc., Wiesbaden, 1885.
(4) L'ignorance chez Dancel n'a d'égale que la fantaisie. N'explique-t-il pas la formation de l'huile chez les cétacés et les poissons par leur vie au sein de l'eau, génératrice de la graisse? Ailleurs il croit

Les livres de Dancel pourtant, on s'en aperçoit bien vite, ne s'adressaient pas aux médecins; c'étaient des appels aux clients, aux obèses, à cette partie enfin du public extra-médical, si nombreuse et si exploitée, qui s'obstine à chercher la santé dans des livres vaguement teintés de physiologie.

Quoi qu'il en soit, Dancel n'a donné dans ses ouvrages, à l'appui de son système hydrophobe, que des observations prises dans sa clientèle, et des considérations presque toujours erronées, tirées du régime habituel des obèses, de l'engraissement du bétail, de la prétendue supériorité des fourrages verts et du régime mouillé sur les fourrages secs, etc. Il se ravisa un peu plus tard, et, en 1864, il communiqua à l'Académie des Sciences (1) les deux expériences suivantes :

« Dans le régiment de la garde de Paris, il y a un cheval qui était maigre. Sur ma demande, M. Decroix, vétérinaire de ce régiment, fit l'expérience suivante : il diminua à cet animal sa ration journalière d'avoine de 1500 gr., sans modifier la ration de paille et de foin; il fit tenir constamment dans l'auge de l'eau à la disposition du sujet. On mettait dans cette eau, de temps en temps, un peu de son, dont le total chaque jour était

que l'air est une combinaison : « Comme les plantes, nous avons la puissance chimique de décomposer l'air dans l'acte de la respiration, pour qu'une partie de cet élément aille vivifier le sang. » *Op. cit.*, p. 82). Et dire qu'un des premiers opuscules de Dancel avait pour titre : *Préceptes fondés sur la chimie organique pour diminuer l'embonpoint....!*

(1) De l'influence qu'exerce l'abondance des boissons sur l'engraissement, *C. R. de l'Ac. des Sciences*, 20 juin 1864.

de 500 grammes. Au début, le 22 mai, le cheval pesait 512 kil.; le 17 juin, 530 k.; augmentation en vingt-sept jours, 18 k.....

« Dans le même régiment, il y a une jument qui était énormément grosse..... De même que les hommes obèses, elle buvait considérablement : elle absorbait 60 litres d'eau par jour. Le maréchal des logis qui la monte l'a réduite à 15 litres par jour, et depuis elle a perdu son gros ventre..... »

Comment Ebstein (1) a-t-il pu accorder la moindre valeur à des expériences si peu dignes de ce nom ? Notons d'abord que Dancel n'a pas expérimenté lui-même. Dans la première expérience, il suppose gratuitement que le cheval buvait plus au régime du son qu'à celui de l'avoine, car il a oublié de mesurer l'eau bue dans les deux cas. Et pourquoi avoir modifié le régime antérieur à l'expérience ? Ensuite un gain de 18 k. sur 512 k., un peu plus de 3 pour 100, pendant un mois, n'est pas très considérable.

Quant à la seconde expérience, Dancel ne donne aucune espèce d'indication sur la durée de l'expérience, le régime suivi, le poids de la jument avant et après, etc.

La seule méthode rigoureuse, et en même temps la plus simple, celle qu'ont suivie M. Boussingault, MM. Debove et Flamant dans toutes leurs expériences, consiste à mettre le sujet à une ration d'entretien longtemps continuée, jusqu'à ce que le poids ne varie plus, puis, à partir de ce moment, à maintenir le

(1) *Op. cit.*, p. 6.

même régime en ne faisant varier que la quantité d'eau ingérée, et à constater les variations du poids ou l'équilibre.

Ainsi, ni l'observation, ni l'expérience ne prouvent que l'eau fasse engraisser. Par quel mécanisme d'ailleurs l'eau pourrait-elle contribuer directement à la polysarcie, à l'augmentation de poids du corps? Serait-ce en gonflant et imbibant les tissus, ou par une combinaison plus ou moins stable avec certains principes immédiats, ou bien encore en faisant varier la quantité d'eau d'hydratation qui entre dans la constitution des matières protéiques? L'eau aurait-elle, comme l'alcool, le pouvoir de modérer la combustion du carbone et de l'azote de l'économie, la formation de l'acide carbonique et de l'urée? Serait-ce enfin qu'une partie de l'eau ingérée soit réduite par l'animal, comme le voulait Dancel, et comme cela a lieu en effet chez les plantes, où la quantité d'eau évaporée est moindre que celle absorbée, dans le rapport de 13 à 15, d'après les expériences de Sénebier? Toutes ces théories sont démenties par les faits.

Inversement, Zuntz (de Berlin) se demande (1) à bon droit « comment la diminution des liquides peut amener une diminution de la graisse, tandis qu'il est prouvé que plus l'organisme vaporise d'eau, plus il consomme de chaleur et partant de graisse. »

(1) Congrès de médecine de Wiesbaden, avril 1885, in *Semaine méd.*, p. 125.

CHAPITRE VI

THÉORIE DÉSASSIMILATRICE.

Au contraire de la précédente, qui se réclame uniquement de l'observation et de la clinique, la théorie désassimilatrice n'a pour elle que des expériences, basées sur le dosage de l'urée et parfois des autres matériaux de l'urine. Rarement le poids intervient dans les expériences publiées, et pourtant c'est là une donnée capitale selon l'avis des bons juges en matière de nutrition. Toutes choses égales d'ailleurs, si l'excrétion d'urée s'accroît ou faiblit, il est évident que le poids du corps varie en sens inverse. Ce sont deux moyens connexes de mesurer l'activité des échanges nutritifs, dont l'un sert de preuve à l'autre.

Après avoir exposé les faits invoqués en faveur de l'action éliminatrice des grandes quantités d'eau, nous examinerons les hypothèses imaginées pour expliquer ces faits.

Expériences sur les animaux. — Nous dirons peu de chose sur ce sujet, car, comme le dit excellemment M. Albert Robin (1) « il importe de ne pas placer toutes les expériences sur le même plan », et pour avoir quelque valeur, il faut que les expériences pratiquées sur les

1) *Bull. de la Soc. des hôp.*, 1886, p. 21.

animaux soient instituées de telle façon que les résultats puissent être rapportés à l'homme.

Prenons comme exemple les expériences de Forster et de Voit, rapportées par M. A. Robin (1) à l'appui de sa thèse que les grandes ingestions d'eau augmentent l'urée :

« Forster prive un chien de toute nourriture, pendant sept jours ; l'urée journalière oscille de 12 gr. 1 à 12 gr. 8 du cinquième au septième jour, c'est-à-dire que l'animal est arrivé à l'état d'équilibre azoté. On injecte alors dans l'estomac trois litres d'eau. L'urée monte brusquement à 22 gr. 9.

« Un chien de Voit, privé d'eau, éliminait 16 gr. 8 d'urée ; on lui fait ingérer 1957 grammes d'eau, l'urée s'élève à 21 gr. 2. »

De telles expériences peuvent avoir leur intérêt, mais elles n'ont rien à voir dans l'espèce ; et c'est une plaisante idée pour étudier la nutrition d'un animal que de le faire d'abord mourir de faim. Chez le chien de Voit, simplement privé d'eau, l'absorption intestinale était enrayée, la nutrition était évidemment troublée, il y avait un jeûne relatif que vint rompre précisément l'ingestion de l'eau : de là l'élévation subite de l'urée. D'ailleurs, dans notre chapitre sur l'eau dans l'inanition, nous avons relaté une expérience contradictoire de Pettenkofer et Voit, dans laquelle, chez un chien soumis à l'abstinence, l'absorption d'une quantité d'eau relativement modérée a eu pour effet de diminuer à la fois la

____

(1) *Loc. cit.*, p. 22.

perte de poids du corps et la quantité d'urée excrétée.

Nous nous en tiendrons là sur ces expériences dont se targue M. A. Robin, et dont le moindre défaut n'est pas d'avoir trop peu duré et d'avoir porté sur un seul animal qui se mourait de faim ou de soif. Que dire, en effet, de l'énorme quantité d'eau injectée au chien de Forster? Nous ignorons le poids de l'animal, mais 3 litres d'eau pour un chien de 12 kilogr. par exemple, représentent exactement 15 litres pour un homme de 60 kil.! Or, il y a un moment où la dose devient toxique, et Yanowski (1), qui a étudié l'action des grandes quantités d'eau introduites dans l'estomac, dit que « des lapins du poids de 1200 gr. meurent en moins de vingt-quatre heures après une ingestion de 200 ou même de 150 c. c. d'eau pendant deux heures. »

Enfin, sur le terrain de la physiologie pathologique, Wilijanine (2), expérimentant sur le chien et le lapin, a trouvé que l'ingestion de beaucoup d'eau non seulement n'augmente pas, mais diminue la quantité d'urée dans la fièvre, ralentit les pertes de poids de l'animal, augmente la quantité de substance septique qu'on doit introduire dans l'organisme pour provoquer la fièvre, et abaisse la température fébrile d'un demi-degré environ.

D'un autre côté, Falck (de Marbourg) (3), étudiant l'influence de l'eau introduite dans l'estomac des chiens sur les fonctions des reins, leur injectait des doses

(1) *Revue des Sc. méd. de Hayem*, 1883, t. II, p. 484.
(2) *Revue de Hayem*, 1883, t. II, p. 484.
(3) *Revue des Sc. méd. de Hayem*, avril 1873.

variant entre 500 et 1500 c. c. Il constata que l'eau éliminée était alcaline la première heure, neutre les quatre heures suivantes et acide le reste du temps. Ces différences de réaction suffisent à montrer combien la fonction rénale est troublée par les conditions anormales d'expériences dès lors sans portée pour l'étude de la nutrition physiologique. Au reste, Falck ne dit rien de l'urée excrétée.

Expériences de A. Becquerel. — Becquerel (1) paraît être le premier qui ait avancé que l'eau activait la désassimilation. « Sous l'influence, dit-il, de cette quantité d'eau anormale dont les reins tendent à se débarrasser, ils sécrètent en même temps une quantité plus considérable d'éléments chimiques. » Becquerel a expérimenté sur lui-même. Avant l'expérience, il excrétait en moyenne, par vingt-quatre heures, 33 gr. 8 de matières autres que l'eau. Toutes conditions égales d'ailleurs, il boit en plus 1 litre, 1 litre et demi, 2 litres d'eau pure, et le chiffre d'urée s'élève respectivement à 37, 42 et 43 gr.

Partant de là, Becquerel attribue à l'excès d'urée l'épuisement qu'on observe dans la polydipsie. C'est aussi de la même manière qu'il explique l'action des diurétiques.

On remarquera pourtant que dans ses expériences Becquerel a dosé, non l'urée, mais tous les matériaux de l'urine. Or, cette augmentation des principes fixes peut

(1) *Séméiotique des urines*, 1841, p. 137 et 177.

s'expliquer en partie par l'augmentation parfois très considérable des chlorures sous l'influence de l'eau (Weikart).

Avant Becquerel, et dès 1825, Chossat (1) avait avancé que « les grandes variations de la partie aqueuse de l'urine, soit en excès, soit en défaut, produisaient dans la sécrétion solide des variations correspondantes. » Mais, pour étudier expérimentalement cette influence, il avait employé les bains : « le moyen le plus puissant, dit-il, que j'aie pu trouver pour modifier la partie aqueuse de l'urine, savoir, le bain chaud ou le bain froid. » Pour Chossat, le bain chaud était à 37°3 en moyenne, et le bain froid à 28"2.

Expériences de Böcker (2). — Böcker étudia sur lui-même l'influence que l'eau exerce sur le travail nutritif. Etant à un régime constant, pendant une semaine il prit journellement 1260 grammes d'eau et pendant une autre semaine il en prit 3060 grammes. Sous l'influence de cette ingurgitation considérable de liquide, le besoin d'aliments se fit sentir davantage, et il éprouva de la faiblesse ; le poids de son corps diminua, mais la quantité d'acide carbonique exhalé par les poumons ne varia pas ; il n'est pas fait mention de l'urée excrétée. Böcker conclut néanmoins que le passage de l'eau à travers

(1) *Journal de physiologie de Magendie*, 1825, t. V, p. 130, p. 147 et suiv.

(2) *Untersuchungen über die Wirkungen des Wassers* (Nova acta Acad. nat. curios., t. XXIV, p. 307). Cité par Milne-Edwards, in *Leçons sur la physiologie*, t. VIII, 1863, p. 193.

l'organisme accélère la marche des phénomènes de désassimilation. S'il en était réellement ainsi, il aurait observé une plus forte production d'acide carbonique, car on sait que ce gaz et l'urée sont deux principes qui varient dans le même sens. N'est-il pas vraisemblable que, si Böcker a vu son poids diminuer, c'est qu'en dépit de la faim qui le pressait, l'uniformité même de son régime lui supprimait l'appétit et tendait à restreindre l'alimentation ?

Expériences de Kien (1). — « Ayant soin de ne faire aucun excès ni dans le boire ni dans le manger », M. Kien commença par faire analyser deux fois ses urines, pour avoir le type normal, qui accusa 36 et 35 grammes d'urée. Puis il se mit à boire de l'eau entre les repas :

Le 21 Juillet	3 litres	d'eau	38 gr. 5 d'urée.
Le 24 —	3 litres 400	—	42 gr. 5 —
Le 26 —	2 litres 500	—	37 gr. 1 —

Le 27 juillet, M. Kien cesse de boire. L'analyse des urines, du 28 au 29 juillet donne 37 gr. 4 d'urée, c'est-à-dire plus que le 26 juillet où il avait été bu 2 litres et demi d'eau.

Outre que les conditions de l'expérience, d'ailleurs trop brève, ne sont pas assez rigoureuses, les résultats sont peu nets. L'urée reste très sensiblement au même taux avant et après l'expérience, comme aussi les 21 et

(1) *De la polyurie,* thèse de Strasbourg, 1865.

26 juillet. Elle n'augmente que le 24 juillet, et cet excédent de 4 grammes d'urée tiendrait à une addition de
400 grammes d'eau. Peut-être y a-t-il eu ce jour-là un
écart de table, une excitation de l'appétit due précisément à l'excès de boisson?

Expériences de Genth (1). — Nous devons nous arrêter
un peu longuement sur ces expériences qui, jusqu'ici,
avaient fait autorité, et que l'on cite toujours dans les
ouvrages classiques, ceux de Wundt, de Gorup-Besanez,
d'A. Gautier, de Ch. Bouchard, par exemple, et dans
les mémoires plus récents de Darier, de G. Sée,
d'A. Robin, de Dujardin-Beaumetz, etc. MM. A. Robin (2) et D.-Beaumetz (3), particulièrement, ont opposé
les résultats de Genth à ceux qu'ont obtenus MM. Debove
et Flamant; mais ils ont choisi entre les chiffres du
mémoire de Genth, et il n'en ont donné qu'une analyse
très incomplète, et partant inexacte.

Grâce à une étude attentive du travail et des tableaux
de Genth, on y découvre toute autre chose que ce qu'il
y a vu lui même et que tout le monde a accepté sans
contrôle sur la foi de ses conclusions. Il y a entre les
chiffres publiés par Genth et les résultats obtenus par
MM. Debove et Flamant, non pas certes une parfaite
concordance, mais en somme une grande analogie.

(1) *Einfluss des Wassertrinkens auf den Stoffwechsel*, etc., Wiesbaden
1856.
(2) *Bull. de la Soc. des hôp.*, 1886, p 23.
(3) *L'Hygiène alimentaire*, 1887.

Genth a expérimenté sur lui-même et sur lui seul, pendant une période de cinq mois. Il dit s'être assujetti tout ce temps au même régime, sauf de très légères variations ; mais il n'a recueilli ses urines et pris ses observations (faute de temps peut-être, il ne s'explique pas sur ce point) que pendant 43 jours, divisés en IX séries. Il y avait un intervalle entre les séries et même entre les journées d'observation de chaque série. On voit de reste ce qu'il y a de défectueux dans une telle méthode. Une expérience rigoureuse d'ailleurs ne saurait durer aussi longtemps : le dégoût a bien vite raison des plus endurants (1).

Pendant la première série, Genth a suivi un régime de transition ; dans la dernière, il est revenu peu à peu à la nourriture habituelle.

Voici le régime fixe, beaucoup trop complexe, suivi pendant les sept séries intermédiaires :

« Le matin à 8 heures, 485 c. c. de lait cuit, 20 grammes

(1) Suivant M. A. Robin, Genth « est l'auteur qui paraît avoir le mieux étudié la question, avec la plus grande précision » (*loc. cit.*, p. 23), « c'est un observateur des plus sérieux et dont l'absolue bonne foi ne saurait être un instant suspectée » (*id.*, p. 31). M. A. Robin a sans doute ses raisons pour le croire. Mais il ne faut pas oublier que Genth dirigeait un établissement hydrothérapique à Wiesbaden, et que son mémoire, agrémenté d'une gravure sur acier, paraît avoir été publié pour y attirer certaines catégories de malades.

Pour ce qui est de la précision, les analyses d'urines sont très-complètes. Mais quel fatras tout germanique de détails inutiles dans chaque journée d'expérience : nombre, couleur, consistance et heure des selles, force et direction des vents, pression barométrique, température de l'air et du corps, pouls, respiration, durée du sommeil, etc.!

de sucre, et 3 ou 4 pains au lait ; l'après midi à 1 heure, 360 c. c. de consommé clair, 260 grammes de bœuf cuit, 475 grammes de purée de pommes de terre, 15 grammes de beurre fondu, 100 grammes de pain ; à 4 heures, 320 c. c. de café au lait léger avec un peu de sucre ; enfin, à 7 heures du soir, 320 c. c. de lait cuit, 180 grammes de pain légèrement beurré, et 12 grammes de sucre. »

Chaque série, de durée variable, se distinguait par la privation d'eau ou par le nombre des litres d'eau ingérés, soit pendant les repas ou dans leur intervalle, par la présence ou l'absence d'exercice.

Pour faciliter les comparaisons, nous avons réuni dans un tableau unique les résultats consignés par Genth, mais disséminés dans ses nombreux tableaux d'analyse :

Séries.	Durée.	Exercice.	Eau bue.	Urée moyenne.	Poids du corps.
I	7 jours.	»	0	44 gr.	»
II	7 jours.	non	0	40 gr.	74 k. 4
III	6 jours.	oui	0	45 gr.	74 k. 5
IV	4 jours.	non	2 lit.[1]	46 gr.	74 k. 0
V	7 jours.	non	2 lit.[2]	50 gr.	74 k. 2
VI	5 jours.	non	4 lit.	54 gr.	74 k. 0
VII	2 jours.	oui	4 lit.	52 gr.	73 k. 6
VIII	2 jours.	non	1 lit.	46 gr.	74 k. 3
IX	3 jours.	»	1 lit.	39 gr.	74 k. 9

Un premier résultat ressort de ce tableau, et ce n'est pas le moins important pour notre thèse, c'est la constance absolue du poids du corps. Et cependant il est clair

(1) Entre les repas.
(2) Pendant les repas.

que, si l'eau amenait l'excrétion d'une plus grande quantité d'urée, elle ferait maigrir, le régime alimentaire étant identique, de même qu'elle ferait engraisser, si elle diminuait la quantité d'urée produite. Le cas de Genth porte donc la preuve formelle, à l'encontre de l'opinion professée par MM. G. Sée, Ch. Bouchard, A. Robin, etc., que l'eau n'accélère nullement les actes de la désassimilation. La même démonstration a été faite par les expériences de J. Mayer sur les animaux (1).

Maintenant comparons entre elles les différentes séries d'expériences. Pendant les séries IV et VIII, Genth ingère respectivement 2 litres et 1 litre d'eau ; pendant la série III, il n'en boit pas une goutte : or, il excrète la même quantité d'urée.

Même constatation pour les séries II et IX, dans lesquelles le régime est tout différent.

Pas d'eau dans la série I, et l'urée monte à 44 grammes. Un litre d'eau dans la série IX, alors que la table ordinaire est reprise, et l'urée descend à 39. N'est-ce pas là un résultat contraire aux conclusions de Genth ?

Entre les séries II et III il n'y a de changé que l'exercice, lequel se chiffre par un excès moyen de 5 grammes d'urée. Fort bien, et la théorie qui veut que les mouvements musculaires accroissent la production d'urée, y trouve son compte. Mais considérons les séries VI et VII, entre lesquelles il n'y a aussi de changé que l'exercice : celui-ci, cette fois, fait fléchir de 2 grammes l'excrétion

(1) Einfluss vermehrter Wasserzufuhr auf den Stoffumsatz in Thierkörper (*Zeitschrift f. klin. Méd.*, 1880.)

de l'urée. La théorie est en défaut, et l'appui qu'elle tirait tout à l'heure des expériences de Genth lui est à présent enlevé.

Enfin, étant donné le régime alimentaire très aqueux suivi par Genth, nous avons peine à comprendre la différence de 4 grammes d'urée entre les séries IV et V, pour lesquelles il n'y a de changé que le moment de l'ingestion de l'eau, entre ou pendant les repas.

L'urée, en résumé, n'a augmenté réellement que dans les séries VI et VII, alors que Genth buvait 4 litres d'eau par jour.

Notre tableau montre encore que le taux de l'urée a toujours été très élevé, avec ou sans eau. Si l'on se reporte au régime peu azoté suivi par Genth, il y a là quelque chose de pathologique. Neubauer, qui habite Wiesbaden comme Genth, et dont celui-ci se déclare le disciple en urologie, fixe en effet entre 22 et 25 grammes l'urée quotidienne de l'homme sain qui fait usage d'une nourriture mixte.

Dans la discussion soulevée à la Société des hôpitaux, M. Debove (1) a déjà signalé les écarts énormes de l'urée dans les expériences de Genth : elle oscille entre 33 et 52 gr. dans la première série, entre 38 et 48 gr. dans la troisième, entre 48 et 58 dans la sixième, etc. Un régime identique ne procure pas d'emblée l'équilibre azoté ; mais pour peu que l'on persévère quelques jours, l'urée devient proportionnelle à la quantité d'azote des aliments (Voit). Dès lors, si l'urée continue

(1) *Bull. Soc. hôp.*, 1886, p. 160.

à varier, le régime restant le même, il est certain que les conditions de l'expérience sont défectueuses ou mal observées.

Un dernier point qui appelle la critique dans le travail de Genth, c'est la disparition *absolue* de l'acide urique constatée dans les séries VI et VII. La formation d'acide urique serait, à ce compte, réglée par la quantité d'eau ingérée : on pourrait l'accroître par la privation d'eau, la supprimer par un régime fortement aqueux ! Sans s'expliquer davantage, Gorup-Besanez (1) dit nettement que le fait est « inexact et repose sur des erreurs d'observation ». Les recherches récentes établissent, au contraire, une corrélation directe plutôt qu'un rapport inverse entre l'excrétion de l'urée et celle de l'acide urique.

Les tableaux de Genth, et ce sera notre conclusion, contenaient la preuve faite depuis par MM. Debove et Flamant, que la quantité d'eau ingérée ne fait pas plus varier le poids du corps que le taux de l'urée.

Expériences d'Albert Robin. — Dans son mémoire sur l'influence des boissons dans la nutrition (2), M. A. Robin cite d'une manière très sommaire une expérience personnelle sur la question. Pour un chiffre normal de 32 gr. d'urée par jour, il a constaté un chiffre de 34 gr. après avoir ingéré 1,250 gr. d'eau; mais cet accroissement de 2 grammes est bien peu important

(1) *Op. cit.*, t. II, p. 42.
(2) *Bull. de la Soc. des hôp..*, 1886, p. 24.
    Callamand.

et rentre dans la catégorie des variables expérimentales. L'auteur, d'ailleurs, ne devait pas suivre un régime bien rigoureux, puisqu'il n'en fait aucune mention.

Hypothèses du lavage des tissus et de la suractivité des combustions. — Pour rendre compte de l'excès d'urée constaté dans les expériences que nous venons de rapporter, et sur lequel repose toute la théorie désassimilatrice, les auteurs ont invoqué deux hypothèses connexes : celle du lavage des tissus et celle de la suractivité des combustions élémentaires (1). On les trouve formulées pour la première fois dans les ouvrages classiques de Golding Bird et de Beale sur l'urine, et répétées avec quelques variantes par Herpin (de Metz), Kiener, Jeanneret, J. Mayer, Ch. Bouchard, G. Sée, A. Robin, etc.

« La métamorphose des produits, dit Golding Bird (2), est positivement favorisée par l'excès des boissons ; en même temps l'eau entraînant les parties solides usées et dissoutes, les rejette de l'économie. »

L. Beale précise davantage l'action de l'eau (3) : « De gandes quantités de liquides augmentent notablement la proportion d'urée formée dans l'organisme. La dilution des solides est favorable à leur oxydation, et dans certaines conditions où ces modifications ne se

---

(1) C'est à l'oxygène dissous dans l'eau ingérée que Genth attribue cette prétendue recrudescence dans les combustion, car, dit-il (*Op. cit.*, p. 12), il s'y trouve en plus forte proportion que dans l'air !

(2) *De l'urine et des dépóts urinaires* (trad. O'Rorke, 1861).

(3) *De l'urine* (trad. Ollivier et Bergeron, 1865, p. 110).

font que d'une manière imparfaite, et où, en consé-
quence, l'acide urique s'accumule dans le sang ou bien
est tout au plus transformé en acide oxalique, l'oxydation est alors portée à un degré plus avancé par l'admi-
nistration d'une plus grande quantité de liquides,
surtout lorsqu'ils contiennent des alcalins... » On voit
que Beale avait en vue toute sorte de liquides, et surtout
les eaux alcalines. Il ne cite du reste aucune expérience.

Personne mieux que Herpin (de Metz) (1) n'a exposé
le mécanisme du lavage des tissus : « L'eau imbibe et
pénètre mécaniquement nos tissus; elle passe dans le
sang, se mêle et circule avec lui ; elle arrive dans les
interstices les plus déliésdes ti ssus ; elle les lave et les
déterge, elle dissout les produits normaux, hétérogènes,
morbides ou viciés qu'elle rencontre, les emporte et
les entraîne au dehors, et les rejette par des urines
copieuses et chargées. »

Que signifie ce prétendu lavage des tissus , si ces
mêmes tissus ne renferment pas d'urée? Or, on n'a jamais
pu trouver d'urée dans les muscles. Et d'ailleurs, le
lavage aurait vite épuisé cette urée retenue dans les
tissus, mais que l'analyse est impuissante à y déceler.

En effet, dit M. Kiener (2) : « Si cette dépuration plus
active était le seul phénomène résultant du passage
d'une plus grande quantité d'eau à travers l'économie,
l'augmentation des matières excrémentitielles observée

(1) Cité par Kiener, in *Physiologie de la polyurie*, thèse de Strasbourg, 1866, p. 39.
(2) *Op. cit.*, p. 38.

au début de l'expérience devrait bientôt être suivie d'une diminution de l'excrétion. Mais ce n'est pas là ce qu'on observe : autant de jours l'expérience est prolongée, aussi longtemps l'urine conserve les mêmes caractères... Il faut donc admettre que le passage de l'eau a augmenté la production des déchets organiques... Sous l'influence de la quantité d'eau anormale qui traverse l'économie, les phénomènes de la transmutation organique sont activés. »

Cependant J. Mayer, qui a fait des expériences sur les animaux, nie que sous l'influence d'une plus grande masse d'eau il se détruise plus d'albumine dans l'organisme; il persiste à ne faire dépendre l'excès d'azote éliminé que du lavage plus parfait des tissus (1).

Pour ruiner la double hypothèse du lavage des tissus et de la suractivité des combustions, et partant toute la théorie désassimilatrice, il suffit de considérer ce qui se passe dans l'inanition expérimentale, avec usage ou privation de l'eau.

Si l'eau opère cette sorte de drainage dont on parle, s'il est vrai que les tissus s'encrassent et se chargent d'urée et d'autres matières excrémentitielles, à moins d'être lavés à grand renfort de boissons, ne verrait-on pas s'accumuler l'urée dans le sang et se déclarer des accidents urémiques chez les animaux inanitiés et privés d'eau, ou même simplement par le régime sec prolongé?

Or, nous le répétons, le sang ne change pas de com-

(*) *Revue des Sc. méd. de Hayem*, octobre 1880.

position dans ces conditions : l'analyse n'y découvre ni urée, ni produits de désassimilation. Aussi l'animal inanitié et privé d'eau ne meurt-il point dans les convulsions de l'urémie; il s'éteint, au contraire, au dernier degré du marasme.

En second lieu, s'il est vrai que les libations aqueuses augmentent la dénutrition et la formation d'urée, les animaux que l'on fait jeûner avec de l'eau à discrétion devraient succomber plus rapidement que ceux qui en sont absolument privés. Nous l'avons vu, c'est précisément le contraire qui arrive.

Malgré l'ingéniosité de ces hypothèses, dont nous avons fait un exposé fidèle, nous verrons dans le chapitre suivant que la sécrétion de l'urée et des autres produits urinaires et l'excrétion de l'eau par les glandes rénales, sont deux phénomènes complètement distincts; leur marche n'est pas réglée par les mêmes lois, et les circonstances qui activent ou qui ralentissent l'un d'eux est sans action appréciable sur l'autre.

CHAPITRE VII

Pour peu qu'on fasse varier la ration d'un adulte, la quantité absolue ou la proportion relative de graisse, d'hydrates de carbone ou d'albuminoïdes indispensables à l'alimentation de chaque jour, l'équilibre physiologique est rompu, la nutrition périclite ou se fortifie, et la balance traduit les phénomènes et nous en donne la mesure, à défaut de l'urée excrétée ou de l'acide carbonique exhalé. Mais chez un adulte soumis à la *ration d'entretien* (1), on a beau augmenter ou diminuer la quantité d'eau ingérée, la nutrition n'en est pas atteinte et demeure en parfait équilibre comme devant. Il existe évidemment des limites qu'on ne saurait dépasser impunément : nourrir un animal de substances sèches, c'est l'inanitier par un procédé détourné, et l'on a vu plus haut que l'eau à très haute dose devenait toxique. Mais, entre ces limites très larges, l'eau ne s'assimile point et n'active ni ne ralentit les combustions organiques ; elle est le milieu nécessaire, mais indifférent des actes nutritifs.

Il se passe quelque chose d'analogue pour le chlorure

---

(1) « Un animal adulte est dit à la ration d'entretien, toutes les fois qu'il ne change pas de poids, tout en consommant des aliments. » (Boussingault).

de sodium, par exemple, qui se maintient dans le sang
« en proportion déterminée et constante, soit que l'économie en reçoive en excès, soit qu'elle n'en tire pas du
dehors pendant l'abstinence (1) ».

Expériences de Bidder et Schmidt (2). — Dans leurs
célèbres expériences sur un chat, l'animal était place
dans les mêmes conditions, sauf les différences de régime
qui furent maintenues pendant plusieurs semaines con-
sécutives. Bidder et Schmidt ont étudié les variations de
l'excrétion pulmonaire, urinaire et fécale sous l'influence de divers régimes : abstinence, nourriture à
discrétion, et ce qui nous intéresse davantage, nourriture ordinaire *avec eau* et *sans eau.*

Voici, pour ces deux derniers régimes, et pour vingt-
quatre heures, l'évaluation comparée des principaux
produits excrétés :

Nourriture ordinaire avec eau : urée, 2,958 ; substances inorganiques, 0,441 ; soufre, 0,086 ; eau, 50,59 ;
acide carbonique exalé, 20,32.

Nourriture ordinaire sans eau : urée, 3,050 ; substances inorganiques, 0,461 ; soufre, 0,090 ; eau, 23,49 ;
acide carbonique exhalé, 21,32.

Les chiffres qu'on vient de lire n'indiquent pas la
moindre modification des combustions sous l'influence
de l'eau.

(1) G. Colin, *Physiologie comparée,* t. II, 2ᵉ édit., p. 580.
(2) *Die Verdauugnssäfte und der Stoffwechsel,* 1852, p. 345.

Expériences de Le Canu. — Dans ses nouvelles recherches sur l'urine humaine (1), Le Canu a déjà indiqué que « la sécrétion de l'urée ne paraît pas être favorisée par le passage au travers de l'appareil urinaire d'une très grande quantité d'eau.

« Les individus L, D, qui urinaient beaucoup plus que les individus A, B, C, du reste de même sexe et à peu près du même âge, n'ont pas sécrété plus d'urée. L'individu D, qui, pendant les deux premiers jours d'expérience, a bu beaucoup plus d'eau et rendu beaucoup plus d'urines que pendant les deux jours suivants, n'a pas, pendant ces deux premiers jours, rendu plus d'urée qu'il n'en a rendu pendant les deux derniers. »

Expériences de Rabuteau. — Dans une note présentée à la Société de biologie (2), Rabuteau prétend établir (contre l'opinion généralement admise, dit-il), que l'élimination de l'urée et des sulfates est, à l'état normal, indépendante de la masse des urines.

Dans des recherches antérieures touchant les variations de l'urée sous l'influence des iodures, des bromures Rabuteau avait constaté qu'il n'existe aucune relation entre la quantité totale d'urine rendue et la quantité d'urée éliminée en un jour.

« J'ai voulu vérifier une seconde fois, dit-il, si à l'état normal, l'urée serait sécrétée en même quantité sous l'influence d'un régime identique, lorsque je boirais

(1) *Journal de pharmacie*, 1839, p. 747.
(2) Séance du 22 mai 1869.

peu ou beaucoup d'eau. Parmi les quatre périodes
de cette expérience, je ne citerai que la première
période, pendant laquelle j'ai dosé l'urée éliminée
chaque jour sous l'influence d'un régime aussi identique que possible, à cela près que j'ai bu pendant trois
jours 600 à 700 grammes d'eau de plus qu'à l'ordinaire.

	Urine des 24 h.	Urée totale
9 mars	850	19.9
10	940	20.4
11	925	20.1
12	1200	21.6
13	1415	19.9
14	1254	19.8
15	900	20.2
16	878	20.6
17	782	19.3

Rabuteau n'a pas publié d'autres expériences sur le
sujet, mais dans son beau *Traité de Thérapeutique* (1),
il a eu l'occasion de s'expliquer nettement sur le rôle
de l'eau dans la nutrition, et nous devons à la compé-
tence de l'auteur de reproduire ses conclusions et les
judicieuses remarques dont il les accompagne :

« En me fondant sur les résultats de plus de quinze
cents dosages d'urée de l'homme et des animaux, que
j'ai faits dans les conditions les plus variables, je puis
affirmer que l'eau n'a pas la propriété d'activer la nutrition ; en d'autres termes, que la quantité d'urée éliminée dans les vingt-quatre heures est indépendante
de la quantité d'eau ingérée et éliminée par les reins.

(1) 4ᵉ édition, 1884, p. 1224 et suiv.

« La quantité absolue des sulfates naturels éliminés chaque jour n'augmente pas non plus avec la quantité des urines.

Il paraît donc établi que l'élimination de l'urée et des sulfates, et probablement de l'acide urique, ainsi que des autres produits d'oxydation, est, à l'état normal, indépendante de la quantité d'eau ingérée. Quand je dis élimination, je dis production, car l'urée, qui est extrêmement soluble, s'élimine, à l'état normal, au fur et à mesure de sa formation, de sorte que le sang n'en retient toujours qu'une minime quantité.

« L'urée que l'on ingère disparaît vite également. Ainsi, quand on prend à jeun 5 grammes de cette substance dans 100 à 200 grammes d'eau, presque la moitié en est déjà éliminée par les reins dans les trois heures suivantes.

« D'ailleurs, si l'eau activait la nutrition, on observerait une élévation de la température, tandis que le contraire a lieu plutôt, car on sait que l'eau est antiphlogistique. »

Expériences de E. Roux. — Dans un mémoire sur « les variations de la quantité d'urée excrétée avec une alimentation normale et sous l'influence du thé et du café (1) », M. Roux a voulu connaître au préalable l'effet produit par l'ingestion d'une certaine quantité d'eau, pour ne pas être exposé à rapporter à une autre

____

(1) *Archives de physiologie*, 1874. — M. E. Roux est devenu depuis le collaborateur habituel et bien connu de MM. Pasteur et Chamberland, au laboratoire de l'École normale.

influence des variations dues à cette cause. Tout en suivant un régime aussi identique que possible, et laissant constants la quantité et la qualité des aliments, l'exercice et le travail intellectuel, il a étudié sur lui-même l'influence de la quantité d'eau ingérée sur l'excrétion de l'urée. Il buvait habituellement 500 c. c. de vin et 500 c. c. d'eau par jour, à l'heure de ses repas.

« Du 22 mars au 6 avril, dit M. Roux, en suivant le régime indiqué, j'ai analysé cinq échantillons d'urine, et le 7 avril, j'ai absorbé, outre la quantité ordinaire de boisson, 1600 c. c. d'eau, en restant sous tous les autres rapports dans les mêmes conditions que les jours précédents.

	Urine des 24 h.	Urée des 24 h.
1	750	
2	1200	32
3	900	32
4	950	32.2
5	920	33
6 (1600 c. c. d'eau)	2515	31.3

On ne pourrait souhaiter une plus grande uniformité dans le taux quotidien de l'urée. Il est seulement regrettable que M. Roux n'ait pas continué son expérience pendant quelques jours.

Expériences de MM. Debove et Flamant. — Nous avons eu l'occasion, dans les pages précédentes, d'indiquer la méthode suivie par MM. Debove et Flamant; nous n'y reviendrons pas.

Ils firent leur première expérience sur une hystérique hypnotisable et suggestionnable.

EXPÉRIENCE I (1).

Nous lui avons suggéré de prendre tous les jours la même ration d'aliments, de boire une quantité déterminée de liquide, de s'abstenir soigneusement de tout exercice, de conserver toutes ses urines.

Nous nous sommes mis autant qu'il a été possible à l'abri des erreurs d'expérience, il n'y a eu aucune tricherie de la part de la malade, les aliments solides et la plus grande partie des boissons ayant toujours été ingérés en présence des personnes attachées au service.

On nous objectera peut-être qu'il s'agit d'une hystérique et qu'il est prématuré d'étendre aux sujets sains les résultats obtenus sur une malade (2).

Nous répondrons que notre malade est en ce moment dans un état florissant, n'a aucune espèce d'accidents hystériques ; elle est seulement éminemment suggestionnable. Cette dernière raison nous l'a fait choisir comme sujet d'expérience, elle est absolument obligée d'obéir et de se conformer automatiquement aux ordres donnés par suggestion pendant le sommeil hypnotique.

(1) *Bull. de la Soc. des hôp.*, 1885, p. 395.

(2) Certains auteurs ont contesté à l'hystérie la faculté de ralentir la dénutrition. Le professeur Bernheim écrivait récemment que « cela n'est rien moins que démontré, que l'hystérie ne nourrit pas plus que la fièvre. » (*Gaz. hebd. de méd.*, 15 octobre 1886.)

Nous avons commencé notre expérience le 6 juillet, en instituant le régime suivant : 200 grammes de viande crue, 600 grammes de pain, 1 litre de tisane. Le 22 juillet, le même régime était continué ; seulement, au lieu de 1 litre de tisane, nous en donnions 4 litres. Au bout d'un mois, le 22 août, avec le même régime, la ration de boisson était de nouveau ramenée à 1 litre. Le tableau ci-contre indique pendant tout ce temps le poids de la malade, la quantité de l'urine, sa densité, le chiffre de l'urée.

Le 22 juillet, le poids de notre malade soumise à la ration d'entretien ne variait plus, puisqu'il oscillait depuis quinze jours entre 57 kilogrammes et 56 kilog. 900. A dater de ce jour, nous donnions à la malade 4 litres de liquide au lieu d'un litre ; ce régime est continué un mois ; au bout de ce temps le poids n'avait pas varié et était encore de 57 kilogrammes ; il a été souvent, il est vrai, de 57 kilog. 200 ou 400 grammes, mais il faut remarquer qu'une malade qui ingère 4 kilogrammes d'eau n'a pas toujours éliminé la totalité de ses boissons au moment où on la pèse.

Du 22 au 28 août, le même régime étant continué, nous sommes revenus à la ration de 1 litre de tisane ; le poids de la malade a été invariable, ou plus exactement les variations ont été si légères qu'elles n'ont aucune importance si on pense qu'elles portent sur quelques centaines de grammes, alors qu'il s'agit d'un sujet d'un poids de 57 kilogrammes et chez lequel l'expérience a duré un mois.

Nous nous croyons donc pleinement autorisés à con-

TABLEAU I

DATES	POIDS DE LA MALADE	URINES			BOISSON EN LITRES	RÉGIME
		QUANTITÉS	DENSITÉS	URÉE		
6 juillet.	57.000	»	»	»	1	
7 —	57.400	1750	1013	24.27	»	
8 —	57	960	1019	24.01	»	
9 —	57	630	1025	22.06	»	
10 —	57	650	1025	20.97	»	
11 —	57	590	1025	20.86	»	
12 —	56.900	710	1025	21.76	»	
13 —	56.900	640	1026	28.69	»	
14 —	56.900	620	1026	26.58	»	
15 —	57	720	1026	26.18	»	
16 —	56.900	670	1025	21.60	»	
17 —	56.900	560	1027	21.18	»	
18 —	57	610	1026	22.30	»	
19 —	56.900	690	1024	19.38	»	
20 —	56.900	590	1025	19.20	»	
21 —	57	600	1026	17.12	»	
22 —	57	640	1026	21.03	4	
23 —	57	3520	1004	23.29	»	
24 —	57.200	3220	1003	18.12	»	
25 —	56.900	3700	1002	21.80	»	
26 —	57.100	2940	1003	18.70	»	
27 —	57.100	3160	1003	19.60	»	
28 —	57.400	2910	1004	20.76	»	
29 —	57.300	3630	1004	24.97	»	
30 —	57.100	3520	1004	23.48	»	
31 —	57.300	3110	1003	19.45	»	
1er août.	57.400	3460	1003	21.64	»	
2 —	57.500	3610	1004	24.46	»	
3 —	57.200	3680	1003	22.04	»	
4 —	57.500	3460	1004	24.09	»	
5 —	57.300	3710	1004	21.95	»	
6 —	57.500	3340	1005	21.05	»	
7 —	57 500	2930	1005	22.28	»	
8 —	57.500	3820	1004	27.69	»	
9 —	57.500	3680	1003	21.86	»	
10 —	57.500	3320	1003	20.76	»	
11 —	57.300	3030	1004	18.95	»	
12 —	57.500	3380	1004	20.08	»	
13 —	57.400	3310	1004	20.18	»	
14 —	57.400	3660	1003	20.03	»	
15 —	57.100	3670	1003	20.80	»	
16 —	57.100	3630	1004	21.74	»	
17 —	57.300	3410	1004	21.50	»	
18 —	57.300	3420	1005	22.10	»	
19 —	57.100	3640	1004	20.65	»	
20 —	57	3460	1005	21.26	»	
21 —	57	3330	1005	22.57	»	
22 —	57.100	3380	1004	23.97	1	
23 —	57.300	700	1021	20.74	»	
24 —	57.300	730	1021	21.75	»	
25 —	57.400	710	1024	21.03	»	
26 —	57.500	600	1024	20.26	»	
27 —	57.300	660	1023	22.70	»	
28 —	57.200	550	1026	20.63	»	

Régime : 200 grammes de viande crue, 600 grammes de pain.

clure : la quantité d'eau ingérée n'a aucune influence sur l'engraissement des sujets, n'augmente ni ne diminue leur poids.

Nous pouvons en dire autant de l'excrétion de l'urée : elle n'a ni augmenté, ni diminué lorsqu'on a augmenté ou diminué les boissons. Ceci nous paraît surabondamment démontré par l'examen de notre tableau. Nous pouvons donc en conclure que la plus ou moins grande quantité d'eau ingérée n'a aucune influence sur la combustion des matières albuminoïdes et ne modifie en rien le chiffre de l'excrétion de l'urée.

MM. Debove et Flamant renouvelèrent leurs expériences sur trois sujets sains. L'un des sujets était M. Flamant lui-même (1).

Expérience II (M. Flamant).

Le régime suivi fut singulièrement pénible, car il fallut le continuer pendant trente-huit jours et recueillir absolument toute l'urine pendant cette période.

Le régime institué fut le suivant : 200 grammes de viande crue, 250 grammes de pain et 1250 grammes d'eau.

Nous avons donné la viande crue, débarrassée de graisse, pour être absolument certain de l'identité du régime ; la viande crue n'a pas, en effet, les propriétés de la viande cuite, et suivant le degré de cuisson il y aurait eu des variations. On ne peut donc, dans des

(1) *Bull. de la Soc. des hôpitaux*, 1886, p. 152.

expériences comme les nôtres, qu'employer la viande tout à fait cuite comme le bouilli ou la viande tout à fait crue. M. Flamant préféra employer la viande crue.

Les 250 grammes de pain étaient du pain frais ayant subi un degré identique de cuisson. Ici encore, il y aurait des variations assez considérables dans le régime si le pain n'était pas toujours du pain tendre et ayant subi le même degré de cuisson, parce que la proportion d'eau qu'il contient et la transformation subie par la farine sous l'influence de la chaleur seraient alors variables.

Ce régime amena un amaigrissement rapide et considérable, puisque, en vingt-sept jours, M. Flamant perdit 19 livres environ, et le régime commencé le 1er février dut être modifié le 27, car la perte de poids continuant, il eût fallu poursuivre longtemps encore une alimentation singulièrement pénible ; M. Flamant prit 300 gr. de viande crue au lieu de 200 grammes. Au bout de quelques jours le poids cessa de varier, et pendant sept jours, c'est-à-dire du 3 au 10 mars, la ration d'eau fut portée de 1250 grammes à 3250 ; or le poids de M. Flamant resta invariable, malgré le changement dans le régime des boissons (1).

(1) On remarquera que, ayant maigri considérablement, M. Flamant se trouvait, lors des fortes rations d'eau, dans les conditions les plus favorables à l'engraissement.

Notons ici un effet aussi intéressant qu'inattendu de l'expérience. Aussitôt après, M. Flamant reprit le régime normal, et il y a maintenant dix mois écoulés. Il s'est maintenu depuis lors à 86 kilogr., son amaigrissement lui est resté acquis et l'a payé de son zèle.

Voici d'ailleurs les chiffres exacts de cette observation :

TABLEAU II (M. Flamant).

| DATES | POIDS DU SUJET | URINES | | | RÉGIME | |
		Quantités	Densités	Urée	Solides	Liquides
1er février...	95.500	»	»	»	200 grammes viande crue, 250 grammes de pain.	1250
2 — ...	94.900	»	»	»		»
3 — ...	93.700	880	1028	20.85		»
4 — ...	93.300	800	1030	22.54		»
5 — ...	92.400	690	1034	23.59		»
6 — ...	92.300	775	1032	25.30		»
7 — ...	92	765	1032	24.98		»
8 — ...	92	820	1030	24.68		»
9 — ...	91.600	875	1027	22.97		»
10 — ...	91.300	735	1032	21.03		»
11 — ...	91.300	705	1029	21.67		»
12 — ...	90.700	820	1030	22.23		»
13 — ...	90.200	920	1022	23.97		»
14 — ...	90.200	1230	1016	23.63		»
15 — ...	89.600	710	1026	20.91		»
16 — ...	89	720	1033	20.29		»
17 — ...	89	735	1031	21.48		»
18 — ...	88.900	700	1033	20.03		»
19 — ...	88.700	705	1029	20.93		»
20 — ...	88	760	1030	22.56		»
21 — ...	87.900	960	1023	20.82		»
22 — ...	87.700	670	1031	20.31		»
23 — ...	87.300	1240	1018	21.44		»
24 — ...	86.900	740	1031	19.43		»
25 — ...	87	790	1029	20.28		»
26 — ...	86.700	920	1026	23.15		»
27 — ...	86.100	965	1023	20.55	300 grammes de viande crue, 300 gr. de pain.	»
28 — ...	86.500	1100	1020	19.88		»
1er mars ...	85.900	775	1024	20.19		»
2 — ...	86	1145	1020	23.46		»
3 — ...	85.960	1035	1022	24.52		3250
4 — ...	86.100	2775	1009	25.86		»
5 — ...	86.200	2805	1008	25.54		»
6 — ...	86.300	2870	1006	23.52		»
7 — ...	86.100	2520	1010	23.10		»
8 — ...	85.900	2610	1009	22.70		»
9 — ...	86	2755	1009	23.05		»
10 — ...	86	2660	1008	22.65		»

Expérience III.

On ne saurait trop multiplier les preuves et nous avons fait une expérience analogue sur une jeune femme de 27 ans, qui a bien voulu s'y prêter. C'était une malade qui pouvait être considérée comme un sujet bien portant, car elle était à peine chloro-anémique. Du 2 février au 23 février, elle prit tous les jours 150 grammes de pain, 150 grammes de viande crue et 1500 grammes d'eau.

Pendant deux jours, les 14 et 15 février, au moment des règles, le sujet eut très soif et dut prendre 2500 gr. d'eau.

Le 23 février, le poids ne variait plus, et l'on élevait la ration d'eau de 1500 à 2500 grammes, et cela jusqu'au 3 mars, le même régime alimentaire étant continué.

Le poids, qui était de 49 kilog. 100 le 22 février, était le 3 mars de 49 kilog. 200 : il n'avait donc pas changé malgré la variation de la quantité d'eau ingérée.

Voici le détail de l'observation :

TABLEAU III

DATES	POIDS DU SUJET	URINES			RÉGIME	
		Quantités	Densités	Urée	Solides	Liquides
2 février	53.400	»	»	»		1500
3 —	53	»	»	»		»
4 —	52	1400	1015	11.34		»
5 —	52	1355	1014	12.45		»
6 —	51.600	1430	1015	13.84		»
7 —	51.200	1560	1013	15.97		»
8 —	50.700	1490	1015	14.48		»
9 —	50.200	1280	1014	16.39		»
10 —	50.200	1250	1016	13.61		»
11 —	50.100	970	1019	12.61		»
12 —	50.200	1135	1015	14.53		»
13 —	50.400	1120	1015	13.73		»
14 —	50.200	1200	1013	13.06	150 grammes de viande crue, 150 grammes de pain.	2500
15 —	49.600	1905	1008	13.42		»
16 —	49.500	2110	1008	12.35		1500
17 —	49.400	1155	1015	12.57		»
18 —	49.500	1680	1016	14.40		»
19 —	49.100	1425	1014	12.97		»
20 —	49.300	1025	1016	12.60		»
21 —	49.300	1710	1012	12.19		»
22 —	49.100	1605	1012	12.05		»
23 —	49.400	1075	1016	13.77		2500
24 —	49.600	1760	1009	12.20		»
25 —	49.200	2550	1007	11.43		»
26 —	»	1700	1009	10.07		»
27 —	49.100	2125	1008	10.97		»
28 —	49.200	2005	1009	11.64		»
1er mars	49.100	2370	1009	12.89		»
2 —	»	1940	1008	12.32		»
3 —	49.200	2400	1007	13.85		»

EXPÉRIENCE IV.

Nous avons encore soumis à la même expérience un dernier sujet.

Le tableau donne des résultats identiques aux précédents, l'augmentation d'eau ingérée n'a pas fait varier le poids de notre sujet. On remarquera cependant que le premier jour l'augmentation de poids fut de 1 kilogramme; cela tient à ce que notre homme n'avait pas encore éliminé toute l'eau ingérée au moment de la pesée. Il suffit, les jours suivants, de recommander de finir le soir toute la ration d'eau et le matin de n'en pas ingérer avant le moment de la pesée, pour éviter toute cause d'erreur.

TABLEAU IV

DATES	POIDS DU SUJET	URINES			RÉGIME	
		Quantités	Densités	Urée	Solides	Liquides
26 janvier......	92.800	»	»	»	300 grammes de viande crue, 400 grammes de pain.	1750
27 —	92	1500	1016	19.29		»
28 —	91.900	1440	1017	21.24		»
29 —	91.400	1220	1018	18.75		»
30 —	90.900	1020	1020	15 67		»
31 —	91.100	1450	1028	20 43		»
1er février	91	»	»	»		»
2 —	90.800	»	»	»		»
3 —	90 500	1380	1018	22.98		»
4 —	90.200	1420	1848	24 55		»
5 —	89.900	1320	1019	22.15		»
6 —	90.200	1160	1020	23.03		»
7 —	89.900	»	»	»		»
8 —	89.700	1290	1018	23.13		»
9 —	89.300	1480	1017	25.69		»
10 —	89.300	»	»	»		»
11 —	88.900	1400	1018	22.76		»
12 —	88.900	1270	1018	20.33		»
13 —	88.600	1620	1017	21.78		»
14 —	88.700	1430	1016	21.84		»
15 —	88.400	1260	1018	20.98		»
16 —	88.300	1510	1016	22.84		»
17 —	88.300	»	»	»		»
18 —	88.600	1400	»	22.24		»
19 —	88.600	»	»	»		»
20 —	88.500	1520	1015	20.60		3750
21 —	89.500	2200	1011	23.01		»
22 —	88.900	3150	1007	22.69		»
23 —	88.700	3500	1007	23.53		»
24 —	88.500	2870	1006	20.21		»
25 —	88.400	3000	1006	21.13		»
26 —	88.400	2950	1005	18.42		»
27 —	88.300	3050	1009	21.65		»
28 —	88.700	2600	1011	20.81		»
1er mars......	88.500	2920	1007	20.44		»
2 —	88.800	3270	1007	21.47		»
3 —	88.600	2710(1)	1007	17.35		»

(1) Par suite d'un accident survenu le dernier jour, l'urine n'a pu être entièrement recueillie.

C'est à la suite de ces longues et pénibles expériences que M. Debove vint affirmer, à la Société des hôpitaux, que l'eau ne fait ni engraisser ni maigrir. « Il importe moins, a dit Claude Bernard (1), d'augmenter le nombre des expériences physiologiques que de les réduire à une petite quantité d'épreuves décisives. » Les expériences de MM. Debove et Flamant se rangent, croyons-nous, parmi ces épreuves décisives que réclame le maître de la physiologie.

Expériences de M. Boussingault. — Pendant que nous réunissions les éléments de cette étude, l'idée nous vint de consulter les travaux de M. Boussingault, auxquels il faut toujours revenir quand il s'agit d'expériences sur la nutrition des animaux ou des végétaux. « Il est surprenant, dit Dancel (2), que dans ces nombreuses expériences sur l'engraissement des animaux, faites avec de grandes précautions et beaucoup de précision, on n'ait jamais tenu compte de l'eau prise quelquefois en quantité considérable par les sujets soumis aux expériences. » La vérité est que, dans leurs célèbres recherches sur l'engraissement, qui remontent à plus de quarante ans, Payen, Dumas, Boussingault, Persoz, ni Liebig n'ont tenu aucun compte de l'eau bue par les animaux, et n'ont jamais fait allusion au prétendu rôle adipogène ou désassimilateur de l'eau de boisson.

On chercherait en vain dans les nombreux mémoires de M. Boussingault une expérience directe sur les

(1) *Cours de physiologie générale*, t. I, p. 17.
(2) *C. R. Ac. Sc.*, 20 juin 1864.

rapports de la quantité d'eau absorbée avec la production de la chair et l'engraissement. C'est par une voie
détournée, mais parfaitement sûre, que nous demande-
rons aux admirables recherches de l'illustre chimiste la
réponse à la question qui nous occupe, et nous n'aurons
que l'embarras du choix.

M. Boussingault a d'abord étudié les fourrages verts
comparativement avec les fourrages fanés (1).

Pendant plusieurs années, il étudia l'influence que
des substitutions alternatives d'aliments verts à des
aliments secs exerçaient sur le poids de 32 chevaux.
Les résultats furent tantôt à l'avantage, tantôt au désa-
vantage du régime vert. La méthode était imparfaite,
M. Boussingault la modifia ainsi :

« J'ai disposé, dit-il, l'expérience de tel mode que le
fourrage sec consommé représentât rigoureusement
celui qu'eût donné le fourrage vert employé concur-
remment. Mais comme il est alors indispensable de
faner continuellement, opération embarrassante dès
qu'on agit sur des quantités assez fortes, je mis en
observation un seul animal, une génisse âgée d'environ
dix mois.

« La génisse était pesée à jeun, on lui donnait une
ration de fourrage vert, puis au même moment, on en
prenait une autre, exactement semblable en poids et
en nature, que l'on fanait immédiatement, en s'entou-
rant de toutes les précautions convenables pour empêcher la déperdition des parties détachées de la plante

____

(1) *Economie rurale*, 2ᵉ édit., t. II, p. 327 et suiv.

pendant la dessiccation : cette ration fanée était conservée dans un sac portant le n° 1. Le deuxième jour, on agissait de la même manière, réservant encore, pour le fanage, une quantité de fourrage exactement pareille à celle qui allait être mangée en vert, et cette ration sèche était réservée sous le n° 2, et ainsi de suite.

« La génisse restait au vert pendant dix jours : le onzième jour au matin, on la pesait, et alors commençait l'alimentation au fourrage sec. On livrait successivement à la consommation les foins tenus en réserve dans les sacs n° 1, n° 2, n° 3, etc. ; de sorte que, durant les dix autres jours, la génisse prenait précisément la même dose et la même qualité d'aliments qu'elle avait reçus dans les jours précédents ; *il n'y avait d'autre différence, dans les deux régimes, que celle qui dépendait de la présence ou de l'absence de l'eau de végétation.* A la fin de l'alimentation sèche, l'animal était pesé. On voit que l'expérience se prolongeait pendant vingt jours. »

Il y eut trois séries d'expériences, de vingt jours chacune, sur la même génisse. En voici les résultats :

1re SÉRIE

	Poids de la génisse.
Avant l'expérience.	270 kg.
Après 10 jours de vert (trèfle).	267
Après 10 jours de sec.	272

2e SÉRIE

Avant l'expérience.	306
Après 10 jours de vert (trèfle).	301
Après 10 jours de sec.	308

3ᵉ SÉRIE

	Poids de la génisse
Avant l'expérience.	329
Après 10 jours de vert (regain de foin). .	333
Après 10 jours de sec.	343

Voici maintenant la conclusion de M. Boussingault, bien prudente en face des vaines affirmations de Dancel :

« Les gains constatés à la suite de la substitution de la ration sèche à la ration verte ont été 5, 7 et 10 kilog., résultats qui sont de nature à faire présumer qu'une même quantité de fourrage nourrit plus quand elle a été fanée ; mais il serait prématuré de prendre une semblable conclusion en présence d'expériences aussi peu nombreuses. Ce que ces expériences établissent avec quelque certitude, c'est qu'un poids donné de fourrage sec ne nourrit pas moins le bétail que la quantité de fourrage vert qui le fournit. »

Comme on devait s'y attendre, les fourrages trempés (1) donnèrent les mêmes résultats que les fourrages verts. Pourtant, dans l'opinion de certains éleveurs, le foin, le trèfle, acquièrent par l'imbibition des propriétés nutritives plus prononcées : 25 kilog. de trèfle fané absorbent assez d'eau pour peser 100 kilog. après une infusion de douze heures.

M. Boussingault choisit quatre génisses, âgées de 17 à 19 mois, et en fit deux lots : les deux premières reçurent du foin et du trèfle fanés ; les deux autres, le

(1) *Op. cit.*, p. 333 et suiv.

même fourrage préalablement trempé pendant douze heures. Chaque lot recevait exactement 3 kil. de fourrage pour 100 kilog. de poids. L'expérience dura quatorze jours. Elle fut répétée en intervertissant les rôles, c'est-à-dire que le fourrage humide fut consommé cette fois par le bétail qui précédemment avait reçu du fourrage sec. Or, le gain total en poids fut absolument le même pour les deux lots et dans les deux séries d'expériences. « Il n'y a donc aucun motif pour accorder aux fourrages trempés une valeur nutritive supérieure à celle de la matière sèche qu'ils renferment. »

M. Boussingault a seulement constaté que le bétail mangeait plus rapidement le fourrage trempé, ce qui est un avantage pour la pratique de l'engraissement; et il ne doute pas non plus que le fourrage trempé, d'une mastication plus facile, ne convienne mieux au bétail très jeune. « En un mot, dit-il, le foin sec, après qu'il a absorbé deux à trois fois son poids d'eau, doit offrir les avantages que l'on reconnaît aux fourrages verts, qui, s'ils ne sont pas plus nourrissants que les foins qui en proviennent, sont du moins consommés avec plus d'avidité. Il en résulte qu'un animal mis au vert *à discrétion*, profite généralement plus... »

Est-il besoin d'ajouter que M. Boussingault a voulu connaître l'influence que pourrait exercer le foin trempé sur la lactation? « J'ai fait observer, dit-il, le rendement de deux vaches bien comparables, rationnées avec 3 kilog. de fourrage sec pour 100 kilog. de poids vivant. A l'une on a donné du foin trempé, à l'autre un foin normal : après quinze jours de ces deux régimes, on ne s'est aperçu d'aucune différence dans la production du lait. »

Voici maintenant des expériences dans lesquelles M. Boussingault a mesuré l'eau de boisson de ces animaux.

Pour connaître l'influence du sel dans la nutrition (1), il soumit au même régime, pendant quarante-quatre jours, 6 jeunes taureaux de même âge et de même poids, divisés en deux lots, dont l'un recevait 34 gr. de sel par tête et par jour, tandis que l'autre en était privé. Les deux lots se maintinrent en excellent état de santé, et pour tous deux l'accroissement de poids fut identique, ce qui prouve que le sel n'a pas la moindre vertu nutritive. Mais cela sort de notre sujet.

Ce qui nous importe dans cette expérience, c'est que les consommateurs de sel buvaient davantage : le lot doté de sel buvait en moyenne 41 litres par jour ; le lot privé de sel, 32 litres. Or, cette différence de 9 litres d'eau bue n'avait produit, non plus que le sel, après 44 jours, aucun effet appréciable sur la nutrition.

Une autre expérience, exécutée dans les mêmes conditions, sauf que les deux lots de taureaux étaient nourris *à discrétion*, et que l'observation a duré cent dix-sept jours, a été encore plus démonstrative. Le lot au sel a bu par jour en moyenne 54 litres d'eau, le lot privé de sel 31 litres. Cette énorme quantité de 23 litres d'eau, absorbée chaque jour en excès par le premier lot, n'a pas eu d'effet utile, ne lui a été de nul profit, ni d'aucune perte d'ailleurs.

(1) *Op. cit.*, p. 489 et suiv.

En effet, le lot au sel pesait 480 kilog. avant l'expérience, et 618 kilog. au bout de 117 jours. Gain total 138 k.

Le lot sans sel pesait 452 kilog. avant l'expérience, et 590 kil. après. Gain total, égal au précédent : 138 kil.

Et qu'on n'aille pas croire que le lot au sel a mangé moins que l'autre parce qu'il a bu davantage : il a mangé par jour en moyenne 17 kil. 4 de fourrage, et le lot sans sel 16 kil. 3.

Voilà, certes, une épreuve des plus décisives sur le rôle de l'eau dans la nutrition. Elle réunit les conditions de durée (117 jours), de nombre (6 animaux), d'écart considérable dans les doses (25 litres), et de netteté idéale dans les résultats ; enfin, elle doit inspirer d'autant plus de confiance qu'elle n'était point destinée par son auteur à fournir la preuve que nous y avons cherchée.

Enfin, M. Dailly, de la Société d'agriculture, a communiqué à l'Académie des Sciences une expérience semblable sur les moutons. Vingt moutons, destinés à être engraissés et nourris à discrétion, furent divisés en deux lots, dont l'un recevait 25 gr. de sel par tête et par jour, tandis que l'autre en était privé. L'engraissement fut continué pendant quatre-vingt-sept jours. Il se trouva qu'au bout de ce temps le lot au sel avait bu 533 litres d'eau, et le lot sans sel 256, soit un peu moins de moitié. Or, le gain pendant l'engraissement fut de 80 kilog. pour l'un et de 76 kil. 5 pour l'autre. « La différence 8 kilog. 5 en faveur du lot au régime salé est si faible, dit M. Boussingault, qu'elle peut dépendre uniquement des erreurs de pesées (1). »

(1) *Agronomie, Chimie agricole et Physiologie*, t. V, p. 383.

CHAPITRE VIII

« Si j'avais été médecin avec diplôme, a dit Brillat-Savarin (1), j'aurais d'abord fait une bonne monographie de l'obésité ; j'aurais ensuite établi mon empire dans ce recoin de la science. » Encore aujourd'hui, la seconde partie de cet alléchant programme serait plus facile à réaliser que la première. La Faculté, en réunissant toutes ses lumières, ne parviendrait pas à rédiger cette *bonne monographie*, du moins au point de vue pratique. On ne s'entendrait sur aucun point du régime alimentaire, et en particulier sur la question de l'eau.

Faut-il soumettre l'obèse à la question de l'eau, ou lui faire endurer le supplice de Tantale? ou bien, continuant la métaphore, ne faut-il voir en lui qu'une sorte de tonneau des Danaïdes, dans lequel l'eau versée en abondance ne peut ni s'accumuler ni précipiter l'usure des parois?

« Un malade obèse, désirant maigrir, demande à son médecin s'il peut boire à discrétion, si la quantité des liquides ingérés aura une influence quelconque sur le développement de son obésité. L'embarras du médecin sera d'autant plus grand qu'il sera plus instruit, car il

(1) *Physiologie du goût*, Méditation XX.

sait que si Hippocrate dit oui, Galien dit non. Les uns prétendent que l'eau engraisse, les autres qu'elle ne fait rien, d'autres qu'elle fait maigrir (1). »

C'est par cet aveu dépouillé d'artifice que M. Debove ouvrit le débat, il y a un an, devant la Société des hôpitaux, en lui apportant des expériences « seul moyen de résoudre la question, car elle ne le sera jamais ni par les médecins qui affirment d'après de vagues souvenirs cliniques, ni par ceux qui affirment en s'appuyant sur une série de théories (2) ».

Après avoir exposé le rôle de l'eau dans la nutrition au double point de vue théorique et expérimental, il nous reste à parler du côté clinique. L'idée que se faisaient les médecins sur l'influence physiologique de l'eau ingérée en plus ou moins grande quantité, a naturellement guidé leur intervention dans les maladies qui se rapportent à un trouble de la nutrition, et spécialement dans l'obésité. Nous avons eu l'occasion, chemin faisant, d'indiquer ou de faire pressentir, chez quelques auteurs anciens et modernes, les prescriptions relatives à l'eau dans le traitement de l'obésité.

Il nous a paru curieux de relever rapidement les opinions émises à ce sujet par les principaux auteurs qui ont écrit en ce siècle sur la matière.

---

(1) *Bull. de la Soc. des hôp.*, 1885, p. 395.

(2) *Bull. Soc. des hôp.*, 1886, p. 152. — « Quæ fundata sunt in naturâ, crescunt et perficiuntur; quæ vero in opinione, variantur non augentur. » (Baglivi, *Praxis méd.*, cap. 13, livre I).

Dans une thèse sur l'obésité (1), Faurot ne dit rien de l'eau, mais voici ce qu'il dit des boissons :

« Les boissons ne doivent point être très féculentes, ainsi que le sont les différentes espèces de bières dont on fait un si grand usage en Angleterre, dans le nord de la France. Il faut préférer celles qui sont naturellement un peu acides, telles que le cidre, les vins acidulés, ou bien celles qui sont acidulées artificiellement, comme les limonades... »

Dans une thèse de Dardonville sur le même sujet (2), on peut lire cette indication assez obscure :

« Il faut éviter de boire beaucoup d'eau pure, qui ne peut qu'affaiblir la fibre. On doit toujours l'aciduler... »

Au milieu de conseils très rationnels sur le traitement préventif et curatif de l'obésité, Brillat-Savarin ne dit rien de l'eau, mais invite à « fuir la bière comme la peste. »

L'Anglais Wadd (3) remarque que l'article boisson demande la plus grande attention chez les obèses, et que s'ils persistent à boire avec excès, il faut renoncer à les voir maigrir.

Chambers (4) croit que l'absorption d'une grande quantité de liquide quelconque est une cause fréquente d'obésité.

Trousseau prescrivait aux obèses d'éviter les boissons

(1) Thèse de Paris, 1807, n° 4, p. 28.
(2) Thèse de Paris, 1811, n° 22.
(3) *Cursory remarks on corpulence*, 1822.
(4) *Corpulence*, 1850.

aqueuses (1). Martin-Damourette faisait de même (2),
et leur défendait les soupes.

Nous croyons avoir donné une idée suffisante des
exagérations ridicules du système hydrophobe de Dancel. En veut-on encore un exemple? Sous prétexte qu'ils
sont trop chargés d'eau, il en était arrivé à exclure de
l'alimentation des obèses les fruits et les légumes verts,
aussi bien que les féculents et les corps gras. « J'ai
constaté, dit-il (3), que les épinards, l'oseille, les choux,
contrariaient plus l'effet du traitement antiobésique que
les pommes de terre cuites à la vapeur ou frites. » En
fait de boisson, Dancel ne permettait que 800 grammes
par jour d'eau rougie, et, au gré du sujet, deux demi-
tasses de café.

Est-il besoin de chercher beaucoup pour trouver ailleurs que dans le rationnement de l'eau le secret des
succès très réels obtenus par Dancel ? Faut-il rappeler
qu'il ne laissait guère aux obèses que des aliments azotés, qu'il leur ordonnait l'exercice, la vie au grand air,
les voyages, les bains frais, la réduction du sommeil à
six ou sept heures, enfin dans certains cas, les purgatifs?

Mais la véritable raison de l'amaigrissement constaté
par Dancel et par tous les faiseurs de régimes, cette
raison n'est pas là. Elle est dans la discipline même observée par les sujets qui s'imposent avec quelque constance un régime alimentaire quelconque ; ils ne tardent

(1) *Union méd.*, 1855, p. 495.
(2) *Notes manuscrites*, citées par Worthington, p. 163.
(3) *Op. cit.*, p. 83.

guère à en éprouver un dégoût, une perte d'appétit, qui équivaut, en fin de compte, à une cure de réduction. Tous les régimes sont bons contre l'obésité, précisément parce que ce sont des régimes, c'est-à-dire des entraves à la liberté de l'estomac. » De toutes les puissances médicales, dit excellemment Brillat-Savarin (1), le régime est la première, parce qu'il agit sans cesse, le jour, la nuit, pendant la veille, pendant le sommeil; que l'effet s'en rafraîchit à chaque repas, et qu'il finit par subjuguer toutes les parties de l'individu. »

Quoi qu'il en soit, la diminution des boissons se retrouve depuis Dancel dans presque tous les régimes contre l'obésité, et l'on sait s'ils sont devenus nombreux. Qu'il nous suffise de citer les noms bien connus de Vogel, de Œrtel (de Munich), de Ebstein (de Göttingen), de Bash (de Marienbad), de Voit, de MM. Constantin Paul, Dujardin-Beaumetz, etc.

Œrtel pense que l'abstinence des boissons a pour résultat de concentrer le sang et de le rendre moins fluide, moins susceptible de transsuder par les vaisseaux et de former des accumulations de graisse.

Le professeur Ebstein admet en principe la réduction de l'eau et des boissons dans l'obésité. Mais il prétend y satisfaire en diminuant la faim et la soif par le fait même du régime; et ce régime consiste à laisser ingérer aux malades 80 grammes par jour de matières grasses !

L'Anglais Banting, qui s'est approprié le régime de son médecin Harvey (1863) et l'a rendu rapidement célèbre, pouvait boire à son aise.

(1) *Op. cit.*, Méditation XXI.

J. Vogel s'efforça d'adapter le système de Banting aux habitudes de son pays, mais il ne permit comme boisson que du thé et du café, du vin en petite quantité et de l'eau gazeuse.

Schweninger, dont certaine cure princière et les longs démêlés avec l'Université de Berlin ont consacré la réputation, se contente d'appliquer le régime d'Œrtel, qui n'est lui-même qu'une copie exacte du régime de Dancel. Seulement il n'est pas aussi sévère sur la question des boissons, puisqu'il permet à certains jours deux litres et même jusqu'à quatre litres de liquide. Mais il y a mis une condition capitale, c'est que le malade ne boirait pas du tout pendant le repas et seulement deux heures après.

« Cette méthode, dit M. C. Paul (1), qui consiste à ne pas boire en mangeant n'est pas nouvelle. Je l'avais vu suivre en Bavière par bien des gens qui ne buvaient pas en mangeant, parce que l'hôtelier refusait de leur donner de la bière et vendait le vin très cher. Les gens auraient pu boire de l'eau, mais ils aimaient mieux manger sans boire et aller, aussitôt après, se désaltérer à la brasserie. C'est peut-être de là qu'est venue la prescription de Schweninger, qui, si je ne me trompe, est un Bavarois. »

M. C. Paul méconnait assurément le mérite de Schweninger et de son régime, quand il en attribue la première idée à un hôtelier, qui d'ailleurs nous apparait comme un profond observateur et un parfait commer-

____
(1) *Bull. Soc. des hôp. de Paris*, 1886, p. 239.

Callamand.

çant. Nous avons vu plus haut que, bien avant l'hôtelier bavarois, Pline le jeune et Cælius Aurelianus avaient déjà posé les mêmes règles que Schweninger, et donné leurs raisons : ils savaient que l'appétit cède toujours devant la soif et que la digestion des aliments **ingérés** n'est possible qu'à la faveur d'une quantité suffisante de liquide.

Le régime de Dancel n'a pas de plus chauds partisans dans notre pays que MM. C. Paul (1) et Dujardin-Beaumetz.

Ce dernier, dans une série de conférences données tout récemment à l'hôpital Cochin (2), ne permet aux obèses qu'un verre et demi de liquide à chaque repas, et leur défend des aliments trop aqueux, tels que la soupe. « Ce n'est que depuis ces derniers temps, dit-il (3), que le traitement de l'obésité a pris une formule scientifique (!), *et c'est à Dancel qu'on le doit...* Dancel avait remarqué l'influence de l'eau et des aliments aqueux sur le développement de l'abdomen des chevaux, et il en avait fait une des bases fondamentales de son traitement... »

Et parlant du traitement de la maigreur (4) : « A l'inverse de ce que vous avez fait pour l'obésité, vous ordonnerez des potages très liquides ; vous ferez prendre

(1) *Sur le traitement de l'obésité*, in Bull. Soc. des hôp., 1886, p. 255.

(2) *L'hygiène alimentaire* et *Bull. gén. de Thérap.*, 30 septembre. 1886, p. 230.

(3) *Bull. gén. de thérap.*, 1886, p. 246.

(4) *Bull. gén. de thérap.*, 1868, p. 292.

une grande quantité d'eau aux repas, *de manière à favoriser le développement des intestins, et par cela même celui du ventre.* »

Il est à peine concevable que M. Dujardin-Beaumetz, qui se dit quelque part ancien élève de l'Institut agronomique de Versailles et se flatte « d'appuyer à chaque instant sa manière de voir sur des indications fournies par la zootechnie », ait pu laisser échapper de pareilles… étourderies !

Tous les cliniciens cependant ne s'accordent pas à restreindre l'eau et les boissons dans le traitement de l'obésité. Il en est, au contraire, qui, sur la foi des conclusions de Genth et de quelques autres expérimentateurs, font boire abondamment leurs malades, croyant ainsi accroître la production de l'urée et hâter la dénutrition.

« Tous les polysarciques, dit le professeur G. Sée (1), que j'ai pu traiter et guérir par le régime albuminograisseux (celui d'Ebstein), loin d'être privés de boire, se sont au contraire parfaitement trouvés de boire beaucoup plus que de coutume. » Mais s'il tient pour les boissons abondantes, en revanche M. G. Sée supprime aux obèses les boissons alcooliques, la bière surtout, ainsi que l'usage habituel des eaux minérales, et les remplace par les liquides caféiques et surtout par les infusions chaudes de thé.

Le professeur Ch. Bouchard admet que « l'homme qui se nourrit normalement devra ajouter à ses ali-

(1) *Bull. de l'Acad. de méd.*, 29 septembre 1885.

ments solides au moins 400 à 500 grammes de boissons. Si l'organisme n'a pas chaque jour à sa disposition ce minimum de boissons, la nutrition se ralentit, la température s'abaisse, le sang et les tissus s'encrassent, l'acide urique augmente, les urates s'accumulent et se précipitent (1). » Voit-on jamais rien de pareil dans les expériences d'inanition avec privation d'eau?

M. Bouchard ne met pas en doute les résultats annoncés par Genth, Mosler, Beneke, qui « évalue à un gramme la quantité d'urée que produisent par surcroît 300 grammes d'eau ajoutés aux boissons (2). »

Dès lors, étant donné que l'eau active les mutations nutritives, M. Bouchard en prescrit l'ingestion plus ou moins copieuse dans toutes les maladies par ralentissement de la nutrition, dans la lithiase biliaire, la gravelle et la pierre, la goutte, le diabète. Dans celui-ci, dit-il, « non seulement elle élimine le sucre, mais elle peut aider à sa combustion (3) ».

Quant au traitement de l'obésité, suivant M. Bouchard, il importe, avant de l'entreprendre, de savoir exactement quel est le taux de la nutrition, et pour cela d'analyser les urines des vingt-quatre heures, car si beaucoup d'obèses éliminent peu d'urée, d'autres sont azoturiques; et « le traitement oxydant, comme on dit, devra être interdit si l'urée et si les phosphates sont en excès (4). » Dans la pensée de M. Bouchard,

(1) *Maladies par ralentissement de la nutrition*, 1882, p. 244.
(2) *Op. cit.*, p. 301.
(3) *Op. cit.*, p. 229.
(4) *Op. cit.*, p. 129.

on doit se baser, pour augmenter ou restreindre les boissons, sur le chiffre de l'urée excrétée par les obèses.

C'est la même idée qui a été développée, avec des variantes infiniment subtiles, par M. Albert Robin, devant la Société des hôpitaux (1). Pour lui aussi, « la théorie ordonne de faire boire les obèses qui éliminent peu d'urée, tandis qu'elle condamne à l'abstinence des boissons les obèses qui excrètent beaucoup d'urée. »

M. A. Robin croit que l'on devient gras par deux mécanismes différents : « Dans le premier cas, l'assimilation est augmentée; dans le second, la désassimilation est diminuée; d'où deux variétés d'obésité, celle par *excès*, celle par *défaut*. A ceux qui deviennent obèses par excès, l'eau devra être sévèrement interdite. Dans le second cas, quand l'obésité dépend d'une dénutrition imparfaite, donnez, au contraire, des liquides en quantité notable, et vous obtiendrez un sensible amaigrissement. »

M. Debove a justement critiqué cette distinction des obèses en deux classes : ceux qui, mangeant beaucoup, assimilent trop, et ceux qui, mangeant peu, ne désassimilent pas assez. « Il nous semble plus naturel d'admettre que les uns et les autres mangent trop pour leurs besoins, mais la quantité de nourriture qui leur est nécessaire est considérable chez les uns, moindre chez les autres. Il se produit dans la machine animale ce qui se produit dans les machines industrielles : à travail égal, elles ne consomment pas toujours la même

(1) De l'influence des boissons sur la nutrition et dans le traitement de l'obésité, in *Bull. Soc. des hôp.*, 1886, p. 21.

quantité de combustible (1). » Il y aurait quelque part, suivant M. Debove, dans le système nerveux central, un centre régulateur de la nutrition qui fonctionne diversement chez les individus et maintient ceux-ci dans la maigreur, ceux-là dans l'obésité, en dépit souvent du régime le mieux approprié.

Dans un livre paru il y a quelques jours (2), M. Leven émet une idée du même genre et s'attache à prouver que ce sont les centres nerveux qui règlent la chimie de l'économie et font notre poids physiologique. « L'accumulation de la graisse, écrit-il (3), ou sa diminution en excès, c'est-à-dire le vice de nutrition qui s'accuse par ces deux faits pathologiques, est déterminé par l'irritation des centres nerveux. »

Aussi, lorsqu'après avoir relaté les observations de trois femmes obèses traitées suivant ses idées théoriques, M. A. Robin s'écrie : « Voilà donc trois obèses soumises à un régime identique, et qui maigrissent toutes les trois, les unes avec de l'eau à discrétion, l'autre avec un rationnement des liquides (4) », il devrait en inférer logiquement que l'eau n'a eu aucune espèce d'influence sur ce résultat et, par conséquent, qu'elle est impuissante à faire engraisser ou maigrir.

De toutes les opinions que nous venons de passer en revue, il ressort un conseil pratique, et c'est par

---

(1) *Bull. Soc. des hôp.* 1886, p. 159.
(2) La névrose, étude clinique et thérapeutique, 1887.
(3) *Op. cit.*, p. 237.
(4) *Loc. cit.*, p. 30.

lui que nous terminerons : laisser à chacun, gras ou maigre, grand ou petit buveur, la liberté de satisfaire sa soif ou même de la dépasser, à condition de n'employer que de l'eau et des boissons *aqueuses*

CONCLUSIONS

Nos conclusions seront brèves :

L'eau est le milieu des actes nutritifs : elle n'accroît ni ne ralentit les échanges; elle n'en modifie pas l'équilibre.

L'eau ne fait ni engraisser, ni maigrir.

Dans l'institution d'un régime contre l'obésité ou la maigreur, toute prescription à l'égard de l'eau et des boissons aqueuses est inutile.

TABLE DES MATIÈRES

Paris. — Typ. A. PARENT, imp. de la Fac. de méd., A. DAVY, succ.
52, rue Madame et rue Corneille, 3.

PARIS. — TYP. A. PARENT, A. DAVY, Succr

53, RUE MADAME ET RUE CORNEILLE, 3